何为生命的意义

弗兰克尔的意义疗法

[奥] 维克多·弗兰克尔◎著

郑琛◎译

张沛超◎审校

天地出版社 | TIANDI PRESS

图书在版编目（CIP）数据

何为生命的意义 / （奥）维克多·弗兰克尔著；
郑琛译. —成都：天地出版社，2020.6
ISBN 978-7-5455-5597-4

Ⅰ.①何… Ⅱ.①维… ②郑… Ⅲ.①精神疗法
Ⅳ.①R749.055

中国版本图书馆CIP数据核字（2020）第048298号

著作权登记号 图字：21-2020-98

HE WEI SHENGMING DE YIYI
何为生命的意义

出 品 人　杨　政
著　　者　[奥] 维克多·弗兰克尔
译　　者　郑　琛
责任编辑　张秋红
装帧设计　主语设计
责任印制　葛红梅

出版发行　天地出版社
　　　　　（成都市槐树街2号　邮政编码：610014）
　　　　　（北京市方庄芳群园3区3号　邮政编码：100078）
网　　址　http://www.tiandiph.com
电子邮箱　tianditg@163.com
经　　销　新华文轩出版传媒股份有限公司

印　　刷　天津旭丰源印刷有限公司
版　　次　2020年6月第1版
印　　次　2020年6月第1次印刷
开　　本　880mm×1230mm 1/32
印　　张　9
字　　数　210千字
定　　价　49.80元
书　　号　ISBN 978-7-5455-5597-4

在此，我想特别感谢我的妻子伊莉诺尔·凯瑟琳娜（Eleonore Katharina），感谢她多年来为我的事业所做出的牺牲。她非常喜欢雅各布·尼德曼（Jacob Needleman）教授写在一部著作中的一句话。我几乎每一次讲座都有凯瑟琳娜的陪伴，与尼德曼教授相遇的那一次也是。在那次讲座途中，尼德曼教授把这句话推荐给她："献给陪伴在光明左右的温暖。"

　　愿光明暗淡时，温暖长存不灭。

——维克多·弗兰克尔

目 录

第一章　意义的呐喊——意义中存在着治愈的力量

我们活着到底为了什么？今天的人们始终只知道生活的方法，却找不到生活下去的意义。

第二章　人类的自由意志

人类还可以决定自己是否被别的事物所决定，不管这事物是给他推力的动机或本能，还是给他拉力的理由或意义。

第三章 "人本主义心理学"究竟有多人本

"相遇"使我们认识到与我们对话的那个人的人性，而爱则向我们展示了更多——爱还会涉及个人本质上的独特性。

第四章 爱是一种自我超越

无法爱的人所经历的性感受，与可以爱的人所经历的性感受不会是一样的。

第五章 症状还是疗法——一个精神科医生眼中的文学

近来，从精神病学的角度看现代文学已经成为一种时尚，特别是将其视为无意识心理动力的产物。

第六章 运动——新时代的苦行主义

有些事情和体育比赛类似。尝试尽量做到最好，你就可能会成为赢家；总想着要赢，反而可能会失败，因为你一直处于紧张而不是放松的状态。

第七章　瞬时与必死：生命的终极意义

我们死的时候带不走任何东西，但我们一生的完整性会在我们死亡的那一刻完成，它会留在坟墓之外，继续存在着。

第八章　矛盾意向法与去反省法

弗兰克尔代表了一种文化，在这种文化中，个人主义是至高无上的，理性主义需要发现个人的目标。

空心、家庭及意义

不风不雨，白日皎皎。宜出驱驰，通利大道。

——《易林·坤之坤》

近年来，"巨婴""空心症""原生家庭"等词汇在社会上广泛传播，引发了民众的焦虑，当然与民众一同焦虑的还有学院派的专家们。这些流行词汇的出现清晰地表明：现在的中国人都或多或少地被生理和心理问题困扰着。

人生意义的寻找是从家庭开始的，所以人生的意义自然也等待着家庭教育来赋予。而家庭教育首先要回答的就是：人生的意义是什么？学习的意义是什么？奥数的意义是什么？课外辅导班的意义又是什么？

父母们如何能够赋予青少年们生命的意义？如何将世代传承的意

义传递给青少年们，革除旧有的已经无意义的文化传统？

　　然而，由于部分父母自己缺乏追寻生命意义的意识，所以他们的孩子也淡化了对生命意义追求的认知。或者父母们生命的意义仅仅停留在婴幼儿期——婴幼儿生命的意义在于被人爱、被人喂养，并且无条件地控制他们所爱的人——所以这样的父母在物质充裕的青少年眼中，自然就是"巨婴"了。

　　如果内心空虚、尚且需要父母引导的青少年，看到自己的父母居然拥有婴儿一般幼稚的人生理想，自然就会崩溃了。

　　无论"巨婴""空心"，还是"中国式父母""丧偶式育儿"等，都并非中国独有的，也不是中国文化的"土特产"，而是所有国家在现代化进程中必然面临的社会心理问题。早在维克多·弗兰克尔的时代，他就已经研究、治疗过空虚和无意义感，并且为之发明了"意义疗法"（logotherapy）。

　　弗兰克尔考察了20世纪时人类的心理状况后得出结论：人们疯狂地追求权力、金钱、性欲等的原因在于存在空虚、寻求意义的意志受挫。为了避免存在空虚，人们采用了上述种种代偿方法。

　　现代人普遍存在的空虚感和紧迫感正是意义疗法的治疗指征，寻求意义的意志受挫导致了弗兰克尔所说的"心灵性神经官能症"（noogenic neuroses）。它源自人类存在的心灵层次，当人们的忧虑或失望超过生命价值感时便会出现。这是一种"灵性的灾难"，而不是病理学意义上的心理疾病。

意义治疗理论的核心是"意义"，人生的基本动力即寻求意义的意志。这种意义是独一无二的，只有人能够实践它，且必须予以实践。意义不是由自己创造的，而是要求人们去探索的。意义也不仅仅是愿望的投射，因为这样定义意义，它将失去挑战和要求的特性，而不能再鼓舞人们的勇气和上进心。

意义治疗的目的便是协助人们认识自己的生命课题，找出他们生命中的意义，激发他们的潜力。在探索意义和价值时，有可能引起人类的内在紧张，但这种紧张是心理健康的先决条件。弗兰克尔认为人类存在的最重要本质是"负责"，所以在意义治疗中应该让病人自己承担起判断的责任，医生的价值观念不能强塞给病人。

发现意义的途径有：

1. 创造和工作；

2. 体认价值：经由体验某个事件和某种人物关系，如工作、文化或爱情等，来发现生命的意义；

3. 受苦：因为当痛苦被发现有意义时，便不再痛苦了，通过认识人生的悲剧性和处理困境，促使人们深思，寻找自我，最终发现人生的意义，达到自我超越的目的。

在意义治疗的实践中，弗兰克尔又发现过分意愿和过分注意是导致症状强化的原因，于是他发明了"矛盾意向法"技术，让患者故意从事其所害怕体验的事情。

弗兰克尔生前，"意义治疗"可以说红极一时，但是之后，这种疗法在欧美渐渐衰落，我想最重要的原因是他的技术和理论都被后来的其他疗法吸收和容纳了。但在中国，弗兰克尔的学说还有一定的影响力，尤其是在学校心理咨询方面。

当然，最吸引我们中国治疗师的还是弗兰克尔的学说在家庭情境中的运用。1998年，那时我刚刚进入精神科工作一年，正在"猛啃"各种文献，包括弗兰克尔的。有一次，我在昆明医学院第一附属人民医院的图书馆里看到了赵旭东老师订购的《家庭治疗期刊》（Journal of Family Therapy），拿起来随手一翻，就看到了吉姆·兰茨（Jim Lantz）在1998年第4期发表的文章《维克多·弗兰克尔的存在无意识在婚姻、家庭治疗中的应用》（Viktor Frankl's Existential Unconscious in Marital and Family Psychotherapy）。

兰茨谈道：弗兰克尔认为，家庭生活有多重的意义和意义潜能。每一对夫妇、每一个家庭、每一个家庭的成员认识意义和实现意义潜能的途径都是独特的。家庭中的意义有三个部分：一、婚姻、家庭生活的意义；二、寻求意义的意志；三、寻求意义的自由。

寻求意义的意志是婚姻、家庭行为的基本动机和原因。治疗师应该帮助家庭发现家庭的意义和实现意义的潜能，而这些意义及潜能是曾被掩盖、否认、压抑着的，隐藏于家庭存在的无意识中，在治疗过程中要把这些无意识的意义和潜能带到意识层面上来。

家庭治疗中所重视的"改变"实际上继发于分析治疗所说的"领悟"。在弗兰克尔式的家庭治疗中，同样会遇到阻抗，因为意识到家庭中的潜在意义，就意味着要面对家庭的责任感和脆弱性，这会诱发家庭内部的焦虑。

治疗中要激发家庭的三种觉知动力（awareness dynamics）：关注、回收和实现。

"关注"是指治疗师有责任让家庭发挥能力来克服阻抗，并关注存在的、可实现的意义潜能。

"回收"又可称为"授勋"，是指治疗师帮助家庭成员回忆、发现他们过去实现过的意义潜能，并对其表示尊重，使其以此为荣。虽然它已被家庭成员认为存在于"一去不复返的过去"中，但这依然有助于减少存在空虚和消除随之而来的症状。

"实现"是指假若家庭成员已关注且发现了家庭中的意义潜能，却不能利用它，治疗师就应该帮助他们识别、克服、改变造成这种障碍的家庭互动模式。

关注、回收和实现，又是由另外三个成分推动的，分别是人性会见、动力性哲学反省和存在性哲学反省。

"人性会见"指治疗师提供一种支持性环境，使无意识中的阻抗和意义潜能的实现模式进入意识层面。

"动力性哲学反省"指治疗师帮助家庭认识到既往病理功能模式，并进一步认识到更有效的整合性功能模式，类似于问题聚焦技术。

"存在性哲学反省"指治疗师应用问题、体育、传奇、诗歌、艺术、故事、同情、意象引导等方法，帮助家庭成员"关注"其未来的意义潜能和机遇，并"回收"既往的意义。

时至今日，意义生成（meaning-making）已经是心理治疗界各宗各派必备的技能，存在人本主义者在反思自由、孤独和死亡中寻找意义，辩证行为治疗和接纳承诺治疗则通过各种技术和表格帮助人们寻找或创造各个领域的人生价值。比如荣格分析师马瑟斯·戴尔（Mathers Dale）在2001年写了一本书，名为《分析心理学意义和目的简介》（*An Introduction to Meaning and Purpose in Analytical Psychology*），他提出并整合了各种意义学说：人们必须首先发展好足够稳定的自我和神经网络，理性、知觉、情感、直觉等功能充分发展后，才能进入原型的世界探索超越性意义。自性原型产生意义，父亲原型和伟大母亲原型提供安全时空，儿童原型让我们游戏，如果自由游戏受到阻碍，则会出现愚弄者原型（如孙悟空），自性-重生原型带来更新，而未曾实现的潜能则被阴影原型封存。

人生的意义说简单也简单，说复杂也复杂。

从简单处来说，儿童的意义是吃喝玩乐，少年的意义是求爱求友，青年的意义是安家立业，中年的意义是敬老育儿、改造社会，老年的意义则是超越生死。大致上和马斯洛所说的生理需求、安全需求、社交需求、尊重需求、自我实现需求相对应。很多人感觉人生没有意义，可能就是因为给其分配的人生意义未能遵循心理学规律，比如说，我们现在经常要求青少年们以修身齐家的中年人心态去应对高考，惘然不顾其年龄阶段的真正需要。

从复杂处来说，可以把人生划分为八个阶段，每个阶段对应不同的意义。如"八宫情结意义表"中所示。

八宫情结意义表

情结—焦虑	关系配对	八宫原型	意　义	心　性
自恋情结 存在焦虑	慈爱母亲—幸福婴儿 死亡母亲—空虚婴儿	坤宫 母亲-圣婴原型	被看见、 被喂养	厚德载物
权威情结 分离焦虑	引导父亲—力量幼儿 操纵父亲—被动幼儿	震宫 父亲-阴影原型	控制就是爱， 控制就是恨	恐惧修省
三角情结 竞争焦虑	相爱父母—羡慕幼儿 敌对父母—替代幼儿	离宫 化合-阴影原型	祝福相爱的父母，认同性感的母亲/父亲	续明以照四方

情结—焦虑	关系配对	八宫原型	意　义	心　性
学习情结 超我焦虑	民主老师—自信少儿 独裁老师—被动少儿	艮宫 面具-阴影原型	学业进步	思不出其位
青春情结 身份认同 焦虑	有趣朋友—交友少年 梦中情人—敢爱少年	兑宫 永恒少年-灵魂 伴侣原型	如花开放	朋友讲习
名利情结 个体-集体 焦虑	理想师傅—奋斗青年 名利之徒—贪婪青年	巽宫 面具-愚弄者原型	求爱、求友、求业	申命行事
孝养情结 责任焦虑	可爱孩子—负责父母 可敬父母—感恩子女 累赘孩子—无奈父母 幼稚老人—失望子女	坎宫 智慧老人-永恒 少年原型	养育子女，送走父母	常德行，习教事
衰老情结 死亡焦虑	健全后代—满意老人 无情他人—孤独老人 神圣他人—超脱老人 恐怖死神—无助老人	乾宫 自性-重生原型	面对死亡	自强不息

1924年，鲁迅44岁，身患肺结核，搬家到北京的西三条胡同，当时他正在翻译日本人所著的《苦闷的象征》。这本书里有很多弗洛伊德的理论。

同样是1924年，在距离北京7000多公里的维也纳，弗兰克尔刚满19岁，他的才气使他受到了弗洛伊德的赏识。68岁的弗洛伊德邀请他在自己创办的《国际精神分析期刊》（*Internationale Zeitschrift für Psychoanalyse*）上发表文章。这篇名为《论模仿性肯定和否定》（*Zur Mimischen Bejahung Und Verneinung*）的一页半的短文，主要内容是论述哺乳类动物为什么用点头表示"是"，用摇头表示"不"——他假设，"点头"和吃到好东西以及性交愉快时的点头动作有关，而"摇头"则和恶心有关。

这一年弗洛伊德自己的重要作品是《受虐狂的经济学问题》（The Economic Problem of Masochism），这篇文章同样发表在当年的《国际精神分析期刊》上。肺结核在那个时代是人人皆知的绝症，鲁迅当年离死亡已经不远了，而弗洛伊德那时也得了现在人人皆知的另一种绝症——口腔癌。

可以发现绝症是时代发展在不同阶段的通用词，然而展示出的时代气息却不一样。

弗洛伊德在他的论文中坚持涅槃原则和死本能的终极意义，它是根据原发受虐性来说的，他还论及了其他受虐形式：男性身上的性受虐倾向、道德受虐倾向，以及女性受虐倾向——他认为女性的性格天生就具有受虐性。

男女相爱，大概是全人类都赞同的人生的伟大意义，无论是集体主义者还是个人主义者，无论是奥地利人还是中国人，无论是古代人还是现代人，无论是弗兰克尔还是弗洛伊德，无论是荣格还是鲁迅，区别只在于，男人和女人如何相互回收投射。

《周易》中所说的理想伴侣是这样的：男人"黄中通理，正位居体，美在其中，而畅于四支，发于事业，美之至也"；女人则"至柔而动也刚，至静而德方，后得主而有常，含万物而化光"。

《周易》就是中国古代的官员们不断在家庭中建构人生意义的宝典。女性学者许秀娜的文章《〈坛经〉心性学说与弗兰克尔的意义疗法之比较》，用心性本净、随方解缚、道由心悟、修身养性等概念来阐述意义治疗的观点。看来，其他中国思想与意义治疗的结合也指日可待了。

李孟潮

（资深精神科医师）

"失心时代"的先知

大哲学家、存在主义精神病学的先驱雅斯贝尔斯（1883—1969）有一个很著名的命题——"轴心时代"。大致在公元前800年到公元前200年的轴心时代里，各种文明中都出现了伟大的精神导师——中国的老子与孔子，古希腊的苏格拉底、柏拉图和亚里士多德，古印度的释迦牟尼……如果说我们有幸感受到文明之光，那是因为轴心时代的先知们点燃了火把。

时至今日，我们却越来越处于一种被我称之为"失心时代"的境况中：人们不再崇尚一种反省的生活，如果一个人自发地思考自己的人生，很有可能被周围的人评论"你想多了"，探索心灵的智慧逐渐被神经科学化的学院心理学取代，探索式、表达式的心理治疗逐渐被药物治疗或者所谓的循证治疗代替，即便是名头响亮的"积极心理学"，细看下来，也不过是数据支撑下的常识而已，目的是提高人的效率，对于人类心灵的阴暗面干脆采取鸵鸟主义。

正是在这样的背景下，重读弗兰克尔的书，才会有一种"早就被看到，早就被警告，早就被关怀"的感觉。在本书中，作者满怀深情地开宗明义，振聋发聩——

> 我们所处的时代，是一个充满着无意义、去人格化、去人性化的时代。任何一种心理疗法，无论是意识层面的还是无意识层面的，除非它能够将必不可少的人性维度整合进"人"这一概念中，否则去谈论我们这个时代的病症的解决之道，是完全不可能的。

这段话没有任何数据作为支撑，与其说这是一句陈述，倒不如说这是彻头彻尾的祈使句。作者以此警告我们万万不可舍弃意义而装模作样地"治疗"病症。如果不根据作者独特的经历来理解这句话，会觉得这无非是一碗偏咸了的"鸡汤"。

作者是土生土长的维也纳人。顺便提一下，维也纳走出过弗洛伊德、阿德勒、莫雷诺、简德林、科恩伯格、科胡特等多位心理治疗的开创者和大师，说是整个心理咨询与治疗界的圣地都不为过。而且，这些大师竟然都是犹太人！弗兰克尔和弗洛伊德及阿德勒都有交往，然而他有一段经历是上述其他大师都不曾有过的：1942年，弗兰克尔与未婚妻举行了婚礼。同年9月，他和家人包括他的新婚妻子一起被纳粹逮捕，关押在捷克波希米亚地区北部的特莱西恩施塔特纳粹集中营，他的父亲不久就因为饥饿死于波希米亚。1944年，他和妻子一同被送往波兰奥斯威辛集中营，不久其母亲也被送至该地并死于毒气室。之后，弗兰克尔又辗转至德国考弗灵集中营、图克海姆集中营。他的兄弟在1944年被纳粹残忍地杀害了，而他朝思暮想的妻子则于纳粹投降前死于德国伯根-拜尔森集中营。弗兰克尔在集中营中度过了3年时间，直到1945年。除了移民澳大利亚的妹妹，他的所有亲属都丧生了。

弗兰克尔的存在主义分析及意义疗法正是这一经历的产物。所以，诸位可以想象一下，这一心理学传统与弗洛伊德及阿德勒的心理学传统有多么不同，事实上弗兰克尔的心理学传统成了维也纳第三治疗学派。弗洛伊德强调"性"，阿德勒强调"自卑"，而弗兰克尔强调"意"。意义使得弗兰克尔选择留下来陪父母；意义使得弗兰克尔走出集中营的尸堆；意义使得弗兰克尔在几乎失去一切后，仍然具有旺盛的生命力与创造力。所以，弗兰克尔深深地意识到意义乃生死存亡之要害，是完整人生不可或缺的珍宝。他很早就看到了，无论是精神分析式的还原主义，还是行为主义式的还原主义，都不可能解决心灵的问题——

　　我认为还原主义是一种亚人类主义（sub-humanism）。它被一种狭隘的科学概念束缚着，以将自己限制于非人类维度的方式把现象逼进普罗克汝斯特斯之床①，逼进某种先入为主的解释模式，而不管这一现象到底与动力分析或者学习理论有没有关系。

　　作者为此呐喊到92岁的高龄，但他并没有看到在他身后，还原主义——解决心病的方法是干掉人心——愈来愈占上风。正因为这样，本书的翻译与出版恰逢其时。我在通读全书译稿的时候，经常感到心潮澎湃，一方面是感慨作者这么早就预见了"失心时代"，另一方面是庆幸如今的精神分析传统日益接受意义指向，作者虽然没有使其传承开枝散叶、连绵不绝，但其理念和实践其实被后来的很多学派继承了（如策略派的家庭治疗之"悖论处方"技术就来自弗兰克尔的"矛盾意向法"）。意义疗法虽然并没有成为显学，但几乎所有流派都或多或少地增加了意义的维度，我想弗兰克尔的在天之灵会万分欣慰的。

---

① 源自希腊神话中一张杀人的床，人躺上去后，太高就会被砍断腿，而太矮则会被硬生生地拉至床的长度。此处喻指某种死守先入为主解释模式的人，例如死板地运用精神分析或行为主义理论的人。——译者注

作者更有名的一部书《活出生命的意义》被翻译成34种语言，全球发行逾千万册，使无数人受益良多。随着这部姊妹篇作品的问世，我希望这部"先知书"能为读者带来生命的慰藉。

张沛超

（哲学博士、资深心理咨询师）

2019年6月27日于深圳福田

中文版序

《何为生命的意义》一书为读者提供了一个广阔的视角，囊括了维克多·弗兰克尔思想中许多种类的议题——有一些是理论性的，不过，大部分观点都有着明确的实践基础，这将有助于读者以一种有意义的、完整又生动的方式来理解这些核心概念。确切地说，本书提供了关于日常生活的许多非常实用的建议。在我们维也纳的档案馆中，有成千上万封关于此书的读者来信——这些读者可能截然不同：男的女的，老的少的，成功的和不那么成功的，健康的和患病的。然而，这些人写给我们的信都有一个共同点：他们都对本书中所提供的那些建议以及随后对他们生活产生的影响表示深深的感激。他们还说，这本书极大地丰富了他们的生活，而且他们能够轻松地将书上的概念应用于日常生活实践中。

弗兰克尔这些思想的另一个有价值的方面，就是它们从来不只关注个人，这是西方现代心理学中一直反复出现的问题：西方心理学家经常说服人们应该只考虑自己，不要顾及他人。然而研究表明，这样做的结果并不会获得幸福，而往往会走向幸福的对立面——顽固、孤独且缺乏同情心与合作能力，还会导致人类丧失两种美好的体验——与大家分享一些东西时产生的快乐，以及感觉到自己对于某些事情或某些人很重要时所获得的快乐。

本书是一个邀请——邀请大家进入一种十分有益的内在生活，这种生活在思想上是那么丰富多彩，使得我们迫不及待地想要与大家分享。在存在主义哲学的积极面中，比如本书所汲取的那种传统中，有一个美妙的意象/隐喻：在黑暗之中燃烧着的一根蜡烛，可以点亮数以百计甚至数以千计的蜡烛，它们可以一同驱散黑暗，并终将给世界带来光明。

本书所包含的思想还想要唤醒我们的责任感、方向感和生命的活力，同时想向我们展示某种道路，某种我们在面临生活中出现的困难时可以选择的道路。换句话说，它们希望给予我们某种鼓舞，使我们可以充分利用生活中的美好时光以及生命中的力量、自信和内在态度。它们希望我们每当遭遇生活中不那么光明的时刻时，仍可以使用这些资源，从而以有尊严而勇敢的姿态来面对黑暗。这些思想还想提醒我们看到那些需要照顾、关爱和鼓舞的人，同时提醒我们何时以及以什么样的方式来和他们接触。

从这个意义上讲，我最希望本书的读者从阅读中获得的礼物是：感觉到自己对于某人或某事有意义时所获得的快乐，以及对每天生活的馈赠所持的开放态度。这些都是我们会收到的礼物，同时也是会去赠予他人的礼物——关注、关心和关爱。这些礼物只会在生活的慷慨中展现它们的活力，而本书想要发出的便是对这种慷慨最有说服力的邀请！

Prof Alexander Batthyány

亚历山大·巴蒂亚尼教授

（维也纳维克多·弗兰克尔研究所主任）

译者序

我在帮助其他人看到他们生命意义的过程中，看到了我自己生命的
意义。

——维克多·弗兰克尔

对于弗兰克尔，可能是他的人生较为异于常人，所以我的印象一
直都停留在他的苦难之上，那就是他多次经历纳粹集中营里的折磨而
大难不死。在翻译本书的过程中，弗兰克尔在我心目中的形象可谓翻
新又翻新，对他背后的存在主义传统以及精神分析本身的现象学、诠
释学背景，也不断有着新的认识。

弗兰克尔本人接受过精神分析训练，从内容来看，他对于他那个
时代的精神分析可以说是了如指掌，而且在他青少年时期发表的演
讲中，就可以看到存在主义哲学的影子。在本人的理解中，存在主义
哲学与精神分析是弗兰克尔在集中营中存活的一种支撑。这里的"存
活"不仅是物理意义上的存活，还是精神意义上的存活。要知道在集

中营里，当大多数人都在默默等死的时候，弗兰克尔却组织起了心理治疗团体，想为大家找到活下去的动力。每天都有无数同胞死去，可他心心念念的仍是未能出版的新书和魂牵梦萦的妻子。这些都是希望，是意义，是一个人在暗无天日的绝望之谷中所能拥有的一切光明，而弗兰克尔好似从未放弃过它们。

存在主义疗法自先驱路德维希·宾斯旺格（Ludwig Binswanger）等人开始，在欧洲大陆上有着各式各样的实践，但一直被视为一个不成体系的学派，后来罗洛·梅（Rollo May）撰书《存在》并将其介绍到美洲大陆，其传播也未成多大气候。欧文·亚隆（Irvin Yalom）曾在《存在主义心理治疗》一书中分析其原因："可是，在罗洛·梅这本书出版二十多年后的今天，这些重要人物仍然对美国心理治疗实务没有什么影响力，就好像家族相簿上褪色而陌生的面孔。这种忽略一方面是出于语言障碍……可是，最主要的原因还在于他们的著作过于深奥，他们沉浸在欧洲大陆哲学的世界观中，与美式治疗的实用主义传统大相径庭。"笔者在翻译此书的过程中，在感受存在主义哲学魅力的同时，也常感觉到来自才疏学浅的压力。为了使翻译尽可能忠于原著，我尝试查阅大量资料，从布伦塔诺到胡塞尔、海德格尔，从克尔凯郭尔到雅斯贝尔斯、萨特、尼采……在边译边学的过程中，我才真正认识到弗兰克尔"呐喊"的背后，那一连串深邃的灵魂及其为苦难、为人类所做出的思考。

本书篇幅不算太长，相较于作者的畅销书《活出生命的意义》，这本著作理论建构较多，其中内容有不少现象学、存在主义、人文主义等专业词汇。为了使读者阅读便利，我想以自己的理解，对本书的内容做一个大致梳理，以供大家参考。

在本书的前两章中，弗兰克尔强调真正的意义不是从其他行为中"推导"出来的，不是防御，也不是条件反射。意义感的缺失可能导致三大症状：抑郁/自杀、攻击性以及成瘾问题。而找到意义本身对于相应的症状是有疗愈作用的。在第二章中，作者着重对决定论进行了批判，认为决定论的结果总是会让主体失去其位置，变成一个客体，从而使主体失去自由。最终，作者在前两章中提出了意义疗法的三大基石假设：

追求意义的意志（the will to meaning）：人类对于意义的追求和获取是除性驱力、权力驱力外的第三种主要行为动机，与生俱来，不可化约。人类的生存不只是物质的满足，还有赖于一种"为了什么"或者"为了谁"的倾向，会因为此种倾向而活出"存在的自我超越"状态，会因此成为"真正的人类"。

生命的意义（the meaning of life）：生命无条件地存在着意义。人类创造或者经验意义的可能性，直到每个人生命的最后一刻也都一直存在。作者还提出了三种寻找意义的方法：投身于一项事业，与某人相遇或相爱以及遭逢无法改变的苦难。

意志的自由（the freedom of will）：人类对于意义的追寻永远是自由的。个体对于苦难的态度是可选择的，对于瞬时性与必死性的回应方式也是可选择的，哪怕在死前最后一刻亦是可选择的。

在第三章中，作者着重阐述了存在主义意义上的"相遇"（encounter）概念，并对当时"人本主义"运动中所使用的"相遇"概念进行了批判。作者认为真正的"相遇"是一种对"逻各斯"（logos）开放的状态，是两个"主体"的相遇，而不是任何与"物化"相关的事情。真正的相遇甚至会促进相互自我超越的发生。继而在第四章中，作者在阐述性与爱之间的去人性化时，进一步讨论了"相遇"在亲密关系中的重要性。对于弗兰克尔所处的那个时代来说，也许他见到了太多的商品化、资本化进程，这些将人物化的进程使得弗兰克尔无比痛心。在作者眼里，"性"不单是性本能的指向与释放，还是爱的现世体现；"爱"更不是相互间的需要和索取，而是可促进相互自我超越的"我们"。

第五章和第六章都整理自弗兰克尔参加活动时所做的演讲。在第五章中，作者着重批判了那个时代的文学作品中的"野蛮分析"现象（指在不了解前因后果的情况下，用精神分析或其他心理学理论对人进行粗暴的评说），结合"存在空虚"概念点出当代文学作品中的空虚问题，并提出文学作品作为"心理良药"的可能。第六章论述了弗兰克尔对于"压力"和"运动"的看法，并提出可在体育教学中应用

"矛盾意向法"和"去反省法"。

第七章是本书哲学意味最浓的一章。作者对生命的瞬息万变与必然终结进行了思考，对比了存在主义和寂静派对于瞬时性的理解，并提出作者本人的观点，即"经由此时此地的挑选，人类可以将未来选入过去、存入过去，并使其永远固定下来"。他认为人们的"存在自体"（existential self）不是一种"已是"的东西，而是一种正在形成的东西，只有到达死亡的那一刻，一个人才能完全成为他自己。

第八章是现有中译版书籍中，第一次出现由弗兰克尔本人系统介绍的"矛盾意向法"和"去反省法"。弗兰克尔讨论了他所提出的"三种病理模式"：（1）从恐惧中逃走；（2）对恐惧的恐惧；（3）"过度意愿"和"过度反思"。以此为基础，对于前两种问题，弗兰克尔采取了矛盾意向法，而对于第三种问题则采取了去反省法。在本章中，作者引用了许多案例来阐述这两种方法的原理和实践，并尝试通过案例证明此法在来访者知晓/不知晓的情况下，以及应对严重精神疾病和失眠等问题都有可能起效。在精神分析和行为疗法的治疗过程中，这两种技术也有可能与原有理论技术无缝衔接。

关于部分词汇的译法：对于前言处的意义疗法三大基石内容，我采取了较为通俗的译法，希望更加直接地表达词组的含义，故分别译为追求意义的意志、生命的意义和意志的自由。在第二章中，humanism作为一种哲学思潮，被译成了"人文主义"；而在第三章中，humanism特指美国20世纪五六十年代兴起的人本主义心理学运动，故译为"人本主义"。基于出发点的不同，可能与其他现有译文有所差异，特此说明。

囿于译者自身水平，本书翻译只能说是尽力而为，不足之处还望大家批评指正。感谢李孟潮博士、张沛超博士百忙中为本书撰写了推荐序。张沛超博士还抽出宝贵的时间为全书做了审校，他的博学、深厚的动力学功力与哲学功底，一直是我学习的榜样，在翻译过程中，他耐心的解惑和指导也使得部分哲学问题的翻译可以尽可能地做到不失真。

在翻译过程中，为了咨询个别拉丁文译法，我与维也纳维克多·弗兰克尔研究所取得了联系，后来研究所主任亚历山大·巴蒂亚尼教授也十分热情地答应为该译本撰写中文版序，在此一并感谢。另外还要特别感谢出版社在翻译进度上的包容。感谢李明珠老师在弗兰克尔历史背景问题上对我的启发。感谢吴江医生在个别希腊语词汇译法以及王小玲老师在行为主义专业词汇译法上提供的帮助。

综观全书，如作者本人所说，部分内容可能略显过时，但其中幽深的存在主义思想，以及最后一章详细表述的两种技术，却影响并继续影响着我们的临床实践。弗兰克尔的影响力是巨大的，他的思想随着他的故事渗透到后来许多流派的临床工作中，影响到的不仅仅是精神分析一脉。不过，我认为弗兰克尔的思想也有误用的危险，如其所强调的"意志的自由"，若使用不当，容易造成某种"站着说话不腰疼"的效果。因为在人心中可进行选择的部分可能受制于个体的心理发展历程，不同经济文化水平、不同心理发展背景的人们所可进行的选择、所可选择的程度也是不一样的。宾斯旺格认为"每个人都是一个世界"，那么，在那个世界中如何开始知道自己所处何地以及想要的是什么，如何开始进行选择，如何成为最终想要成为的那个人，也许没有任何模式可以遵循。

弗兰克尔在书中不断呐喊，物质上的满足并不能同时满足人类的精神需求。如今空虚的已经不是我们的肚子，而是心灵。我国目前普遍存在的资源浪费、环境污染以及人心的迷茫，是否与物质生活慢慢富足有关呢？书中作者借用了恩斯特·布洛赫（Ernst Bloch）的话："在三十年的相对和平之后，人类来到了这样一个世纪：他们可以尽情思考本该在临终病榻上才会思考的问题。"然而现实却是，许多人放弃了自己可以实现的潜能与意义，泯然于众人之间——平平淡淡固然也是一种选择，可是很多时候却是对真实存在的逃避。愿有缘人可经此书听见意义的呐喊，过上属于自己且联结于世界的真实人生。

郑 琛

2019年7月1日于汕头龙湖

前言

本书是《心理治疗与存在主义》和《无意识的上帝：心理疗法与神学》这两本著作的后续。

本来我在筹划本书时，曾计划以论文集的形式出版。不过在对文稿进行修改以及拓展其内容时，我发现这些内容是由一条清晰的思路贯通着的。最后，那些论文都被我修改成了一个个的章节，进而形成了一整本书。更重要的是，本书前两章讨论了"意义疗法"的三项基石内容：追求意义的意志、生命的意义以及意志的自由。

"意义疗法"常被学界划归于"存在主义精神疗法"或者"人本主义心理学"的条目之下。不过，读者们可能已经发现，我对存在主义有着一些批判，至少对"什么叫存在主义"这一主题进行过批判。同样，读者们也会在这本书中发现，我对所谓的"人本主义"也有着一些攻击性的表达，可能还会让人有点惊讶的是：我同时对所谓的"伪意义疗法"也进行了批判。

让我们简单回顾一下心理疗法的历史，来看看存在主义和人文主义在精神病学以及心理学这两个领域中究竟占据着什么样的位置。关于那位心理疗法领域的伟大灵魂——西格蒙德·弗洛伊德——的课程，相信大家都曾学习过。我也是！他教会我们如何掀开神经症的面纱，如何揭开掩藏在其行为下的无意识动机。可是，我认为揭露的工作在某些方面必须点到即止，比如，在精神分析师所面对的情况已经不再属于"被掩藏"的内容时。这是我一而再再而三坚持呼吁的，而进行这种呼吁的原因很简单，因为这部分内容本身就是非常真实的。如果"揭露式心理学家"不在真实跟前停下，他们就会继续揭露的工作。而这正是他们自己的潜在动机，是他们无意识中对于真实的贬低、抑制和轻视，即对于人类身上那真实的、人性的部分所进行的贬低、抑制和轻视。

在精神分析已经占据无可置疑的地位如此之久的时候，基于学习理论的行为疗法在撼动它的过程中收获了许多东西。行为疗法的治疗师们可以提供证据，虽然信奉弗洛伊德病因学的人们几乎不会相信这些所谓的证据。在行为主义者眼里，并不是每一例神经症个案都能追溯到其早期童年的创伤经历，或者追溯到本我、自我与超我间的相互冲突，症状的替换也不是由精神分析引起的治愈，而是由短程的行为修正引起的（如果不是来访者自己好转的话）。因此，人们可以认为行为主义与神经症的"去神话化"①是同一件事的两面。

不过，这还是不够的。我们所处的时代，是一个充满着无意义、去人格化、去人性化的时代。任何一种心理疗法，无论是意识层面的还是无意识层面的，除非它能够将必不可少的人性维度整合进"人"这一概念中，否则去谈论我们这个时代的病症的解决之道，是完全不可能的。

比加内·克维尔豪格（Bjarne Kvilhaug）是一位挪威心理学家，他评论说意义疗法使学习理论恢复了人性。后来，德国美茵茨大学精神病学部的尼古拉斯·彼得里洛维奇（Nikolaus Petrilowitsch），也提到意义疗法使精神分析恢复了人性，而且与其他学派的疗法不同的是，意义疗法不会只停留在神经症的维度上。这是什么意思呢？精神分析将神经症视为某种心理动力的结果，且由此推论出治疗的方法：以活化另一种心理动力的方式来对这一病症进行治疗，比如说，一种有帮助的、牢固的移情关系。而行为疗法呢，则是把神经症看作某种习得、某种条件反射或者某种生理进程。与此相对应地，行为治疗师们会给来访者开具重新学习或者重新调节的药方，这就形成了行为主义治疗的方式。不过，正如彼得里洛维奇所说，在这两种理论

---

① 这并不是一种牵强的表述。西格蒙德·弗洛伊德自己就曾把本能理论看作一个"神话"，且把本能当作一个"神话意义上的实体"。

中，治疗都仍停留在神经症的表面。而意义疗法则穿过这层表面，跟随着个人进入人性的维度，这一维度可能接触到人类本已具有的资源，比如说人类独有的自我超越（self-transcendence）和自我分离（self-detachment）能力。不管在什么情况下，在使用意义疗法中的"矛盾意向法"时，都会激活后一种能力，而前一种能力则在诊断以及治疗的过程中起到同样重要的作用。如果人类没有了对自我超越的展望——如寻求意义的意志——的需要，就永远不会有心灵神经官能症这样一种诊断了，因为这种问题便是由寻求意义的意愿受挫而导致的。我们也不可能在治疗中诉诸这一自我超越的力量，或者当它受到压抑时，将它从病人的无意识中唤醒。这部分内容有时候会给我们的首次评估提供指引，而且它已经在实证领域以严格的实验方法得到了证明：有研究者已经通过统计学研究证明寻求意义的意志有着显著的"生存价值"。

在自我分离这一方面，有些内容也已经得到了严格的实证研究来支撑：它是一种重要的"应对机制"，可以说一早就被设定在人类的心灵世界里了。正如我接下来将会在本书中演示的，这种机制同样适用于以幽默为代表的自我分离功能。

总之，我们可以说精神分析教会我们怎样揭露神经症背后的动力，而行为主义教会我们怎样去除神经症神秘的一面。现在，正如彼得里洛维奇和克雷尔豪格所言，意义疗法教会我们将精神分析与行为主义"重赋人性"。不过这种看法还是过于简单，因为从它们之间的相互关系来看，意义疗法与另外两者之间不仅存在着先后次序，还有着一些相通的地方。今天之前，有人可能在无意中发现了一个事实，那就是德国杰出的弗洛伊德主义者沃尔夫冈·洛赫（Wolfgang Loch）的发现："从本质上来讲，精神分析式的对话是一种创造新生命意义的努力。"纽约行为主义疗法中心主任莱奥纳德·巴克里斯（Leonard Bachelis）也提到过这种现象：很多正在他们中心接受治疗的人都做得很好，治疗也很成功，可他们还是想自杀，因为他们发现自己的生命毫无意义。

所以说，次序之中也存在着相通之处。不过，我经常在讲学的过程中告诉大家意义疗法并不是万能的，因此意义治疗师们对于与其他疗法进行合作持非常开放的态度，也对意义疗法自身的更新换代持开放的态度。事实上，精神动力学和行为主义取向的心理治疗学院的专家们基本上都忽略了人类现象中的人性部分，他们仍然劝他们的学生接受还原主义，因为这种思潮目前还占据着心理治疗训练领域的优势地位，而还原主义却处在与人本主义完全对立的一面。我认为还原主义是一种亚人类主义。它被一种狭隘的科学概念束缚着，以将自己限制于非人类维度的方式把现象逼进普罗克汝斯特斯之床，逼进某种先入为主的解释模式，而不管这一现象到底与动力分析或者学习理论有没有关系。

当然了，这些学派都为心理治疗领域做出了非常有价值的贡献。意义疗法并不会使伟大先驱们的研究成果失去价值，诸如弗洛伊德、阿德勒、巴甫洛夫、华生或斯金纳所描述的那些。在他们受尊敬的领域内，每一学派所取得的成就都已证明了一切。不过，只有当我们将它们放在一个更高的、更包罗万象的维度时，例如人类的维度，才能看到它们真正的意义和价值。在这一维度，人类不再被看作只是为了满足自己的欲求而行动或者只能顺从自己本能的生物，又或者不再被看作只是为了调和所谓的本我、自我和超我之间的一致，也不再将人类行为仅仅理解成神经调节过程或者条件反射。在这里，人类被看作一种寻找意义的存在，而无意义看起来是我们这个时代许多病症的症结。对于一个心理治疗师来说，他怎能不先听听那被忽视已久的意义所发出的呐喊呢？这可是掌控着今时今日无数神经症的幕后元凶啊！

　　我的论文和著作，包括本书，会有一些至少第一眼看上去像是已经过时的内容，但我很确定其中有些东西还是合乎时宜的。想想那弥漫于全世界的无意义感吧。如果这是20世纪70年代出现大规模神经症的缘由，我觉得对于我所预言的这种无意义感问题需要保持一种谦卑的态度，而对于我自20世纪30年代就开始研究的意义疗法也一样。

　　　　　　　　　　　　　　　　　　维克多·弗兰克尔

　　　　　　　　　　　维也纳，1977年早春的第一天

第一章

意义的呐喊——意义中存在着治愈的力量①

<hr>

① 本文内容基于1977年2月13日我在加利福尼亚大学伯克利分校所进行的一场主题为"以意义的方式实现的治疗"的演讲。

人们常常忽视和遗忘的是，如果一个人找到了他所要追寻的意义，他就会做好去承受的准备，并愿意做出一定的牺牲；如果需要的话，甚至可以为了它而献出自己的生命。相反，如果他的生命毫无意义，这个人可能会选择自杀，他可能会做好一切去死的准备，就算他所有日常的需要都已经得到满足。

"意义疗法"在字面上理解，就是"通过意义实现治疗"的意思。当然了，也可以理解为"通过意义进行疗愈"，尽管会隐约带有一种宗教意味，但宗教方面的内容实际上并没有在意义疗法中出现过。不管怎么说，意义疗法都是一种以意义为中心的心理疗法。

"通过意义实现治疗"这种说法与传统心理疗法的观念十分不同，传统的说法更让人觉得是"通过治疗实现了意义"。的确，如果传统疗法诚实地面对意义与目的这个议题，也就是说，如果传统疗法能把意义与目的置于明面，而不是把它们仅仅看作一种虚假的、待揭露的内容，那么意义的作用便能凸显出来，典型的例子便是那个由来已久的看法——从"防御机制"或者"反向形成"中将意义推导出来。①

在传统精神分析推荐的思路中，你会处理好你的俄狄浦斯情结，也就是去除你的阉割焦虑，然后你会变得开心，从而发掘出自己的潜力，便可以成为你想成为的那个人。换句话说，只要这样做，意义会

---

① 这里我想重申一下，我当时在演讲最后的问答环节做了一个即兴回答。当时我说，我并不准备为我的"反向形成"而活，也不会为我的"防御机制"而死。

自己送上门来。这听起来就好像在说：你们要先去弗洛伊德或者斯金纳的国度，所有的这些都将给予你们。

可事情并不是这样的。相反，它会以这样的形式出现：如果神经症可以得到处理，通常当它被处理掉之后留下的并不是一种真空状态。病人已经康复，他的社会功能也已经开始正常运作，但意义找不到了。在这样做的时候，病人并没有被当作一个人来看待，也就是说，没有被看作一个执着地追求意义的存在；可是，人们并没有认真看待这种对于意义的追寻，而正是它，让人类与其他生物区分开来。这总是被看作一种对于无意识精神动力的理智性防御。人们常常忽视和遗忘的是，如果一个人找到了他所要追寻的意义，他就会做好去承受的准备，并愿意做出一定的牺牲；如果需要的话，甚至可以为了它而献出自己的生命。相反，如果他的生命毫无意义，这个人可能会选择自杀，他可能会做好一切去死的准备，就算他所有日常的需要都已经得到满足。

有一份我以前的一个学生写的报告，我刚说的所有内容都会在这份报告里清晰地被看到：在美国一所大学中，有60个学生曾经尝试过自杀，而这些学生在事发后都接受了调查，其中85%的学生声称自己想死的原因是"生活看起来毫无意义"。不过，更让人深思的是，这些声称自己受到无意义之苦的学生里，有93%的学生"积极地参加社会活动，在学校里成绩不错，与他们的家庭成员之间的关系也都很和睦"。我会觉得，在这里，我们可以听到的是关于意义的哭喊，而这种哭喊却一直没人在意；这种情况肯定不止发生在一所大学里。想想美国大学生那惊人的自杀率，其致死率仅低于交通事故。而尝试过自杀的人数可能是死亡人数的15倍。

这些可都发生在一个物质丰富的社会中、一个富裕的国家里啊！我们从一个做了很久的幻梦中醒来：我们都曾梦想着，如果人们的生活水平提高了，一切都会好起来的，人们就会感到快乐幸福。可事实上，在解决了生存的困苦之后，真正的问题就会浮现，即我们活着到底为了什么。今天的人们始终只知道生活的方法（means），却找不到生活下去的意义（meaning）。

另外，我们可以看到有的人在不利的甚至悲惨的生存环境中却活得很开心。让我引用一下我收到的来自克利夫先生的信吧。这封信是他还在美国监狱里作为049246号犯人时写给我的："在监狱里……有着越来越多的机会去服务别人并提升自己，这让我总是充满喜悦。此刻我比之前任何时候都感到快乐。"注意了，他觉得自己比之前任何时刻都感到快乐——在监狱里边！

或者再让我引用一封最近收到的来信，是一位丹麦籍家庭医生写给我的："这半年来，我亲爱的父亲一直处于严重的癌症病痛折磨之中。在他生命的最后三个月，他搬到我家来住，由我挚爱的夫人和我一同照顾。而我真正想要告诉你的是，那三个月对于我和我夫人来说都是生命中最为幸福的一段时光。当然了，作为一名医生和一位护士，我们有许多资源，可以让我们解决几乎所有问题，但我永远不会忘记那些夜晚，我陪伴着他，读着你书里的句子。他知道自己的病已经无药可救了……但他从未抱怨过一句。直到他临终前的那天晚上，我告诉他在过去的这几周里，因为能够如此亲密地和他相处，我们感到多么幸福；也告诉他如果他突然病症发作而死的话，我们将会多么伤心。现在我不只是读着这些东西，而且我体验过它们，所以我希望将来在自己临终的时候，也可以以我父亲这样的方式离去。"又一次，有人在面对悲剧和苦难时处于一种幸福的状态。尽管那的确是一种苦难，却充满意义！这也让我们看到，在意义之中本来就存在着治愈的力量。

这种情况属于个体发生（ontogenetic）的范畴，与系统发生（phylogenetic）的内容无关。正如我在哈佛大学的一个助教所说，在他们的大学里，那些非常成功、表面上非常幸福的毕业生，很多都抱怨自己有种深深的无意义感，他们不断拷问着自己，这样的生活到底为了什么。这难道不正说明了今天经常提到的"中产阶级危机"，本质上就是一种意义的危机吗？

回到我们一开始关于通过意义进行治疗的话题上来，这是不是意味着所有神经症都是由生活中意义感的缺失导致的呢？不。我唯一想要传达的事实是：如果一个人存在意义感缺失的问题，那么填补这一空缺就会有治疗性的效果，尽管这一缺失并不是导致神经症的直接原因。从这个意义上说，伟大的内科医生帕拉切尔苏斯（Paracelsus）是对的，他说，病痛通常起源于自然的范畴，但治愈常常来自精神领域。将这个意思用更专业的术语或者用意义疗法的术语来说，就是神经症未必是神经官能性的，它还可能是无意义感所导致的。传统意义上的神经症还是存在的，也就是精神动力学以及调节和学习过程理论所揭示的精神神经症。不过意义疗法坚持认为，在这些病理性因素之外，还有一个特别的"人类的维度"，比如"追寻意义"这样的事情。而且除非我们承认对于意义的追寻如果失败，也会导致神经症，否则就无法解释这一时代的通病，而攻克它们就更无从谈起了。

由于这个原因，我想强调一下这一人类的维度，或者说，就像我们在意义疗法中所说的心灵维度①，已经超出了心理学的范畴，即那是一个更高的维度。不过在这里，"更高"仅仅意味着那是一个包含更广的概念，它可以包含一些相对较低的维度。在个体层面上的研究结果并不是相互排斥的。人类的独一无二以及人性，与"他们在心理上与生理上仍然是动物"这一事实并不冲突。

因此，使用精神动力学以及行为主义取向所得到的研究成果是完全没有问题的，对基于这两种理论的技术进行改良使用也是行得通

① 原文为noölogical dimension，希腊语noös为mind，心灵之意。——译者注

的。当这些技术与考虑了人类本性的心理疗法（例如意义疗法）相结合时，它们的治疗效果只会更好。

先前我谈过一些生物学上的维度。事实上，与意义寻求和心理因素并列，躯体因素也是精神疾病病因学中的相关内容。至少在精神病（而不是神经症）的病因学中，生物化学方面以及遗传学上的因素相对来说会更重要些，尽管很多症状看起来都是心理上的。

最后说一点同样重要的内容，我们还需要注意的是，的确存在社会因素引起的神经症。也就是说，无意义感可以用来解释今天很大一部分的神经症。病人们不再像阿德勒或弗洛伊德时代的人那样抱怨自己的卑微，也不再关心性方面的挫败。今天的病人来找精神病专家的原因是他们的无意义感。使得我们的诊所拥挤不堪的缘由，已经变成存在主义意义上的挫败，是人们心里面的"存在之空虚"（existential vacuum）。这是一个我在1955年就已经创造出的词汇，而最早在出版物里描述这个词汇所指向的状态可以追溯到1946年。可以说，我们这些意义疗法治疗师早在这个问题变成一种全世界范围内的现象之前，就已经嗅到了它的存在。

阿尔贝·加缪曾说："真正严肃的哲学问题只有一个，那就是判断人生是否值得一过……"①最近我在做一个报告的时候，这种说法

---

① 出自阿尔贝·加缪的《西西弗神话》。

突然提醒了我，并且让我看到了一种来自他人的肯定，即对于生活意义的存在主义问题，以及对存在主义意义上的探求，已经超过了性方面的问题，成为萦绕于人们心头的苦痛。

有一位高中老师，某天请他的学生们在纸条上写出任何他们想问的问题，而且可以是匿名的。学生们提出了一系列问题，涵盖了药物成瘾、性还有到别的星球上生活等，但是，提问得最多的——谁都没想到——是关于自杀的问题。

不过，为什么社会需要为这个问题背上骂名呢？我们是不是正在用社会神经症的名义对其进行指责呢？反思一下我们的社会吧，它几乎满足了人们所有的需要，如果还有什么是没有满足的，那就是对于意义的渴求！有人可能会说，有些需要甚至是被社会制造出来的，可就算如此，人们对于意义的渴求仍没有被满足——尽管我们生活在这个到处都显得那么富足的社会中。

我们社会的富足，不仅体现在物质商品的多少，还体现在人们的空闲时间上。在这个方面，我们需要听听杰瑞·曼德尔（Jerry Mandel）的说法，他写道："科学技术已经剥夺了我们使用生存技能的空间。我们已经发展到拥有这样一个福利系统：人们不需要付出任何努力就可以活得好好的。"当我们仅用15%的国家劳动力，就可以使用科学技术满足全国人口的需要时，我们便要面对这样两个问题了：哪15%的人会去工作？剩下的那些人该怎样面对"他们是可有可无的"这个事实？或者换句话说，当他们发现自己的存在已经失去意义时，要如何面对？也许相较于20世纪而言，意义疗法会有更多的话要告诉21世纪的美国人。

时至今日，可以确定的是，我们也需要处理失业所带来的非自愿空闲时间。没有工作可能会导致一种特殊的神经症，即"失业神经症"——我在1933年首次提出这一概念。然而，再通过更细致的研究就会发现，真正导致这一神经症的源头，还是失业导致失业者变得无用了。因此，他们的生命失去了意义。经济上的补偿或者社会提供的安全保障都是不够的，人们并不完全靠着福利过活。

看看奥地利这个典型的福利型国家吧，他们的社会安全保障做得非常好，也没有多少失业所造成的困扰。但在对前总理布鲁诺·克赖斯基（Bruno Kreisky）的一次访谈中，他仍表达了对人民心理健康状况的担忧：时至今日，最重要和紧迫的问题是人们对于生命的无意义感。

缺乏意义的感觉、存在的空虚，实际上已经恶化到了一种可称为"群体神经症"的地步。有许多专业期刊上的文章表明，这种状况并不只是出现在资本主义国家，在社会主义国家同样可以观察到类似的情形，就算是第三世界国家，这种情况也非常常见。

这不得不让人考虑它的病因学和症状。对于前者，我想给大家做一个简要的解释：人类不像其他动物，并不会为自身的驱力和本能所支配；现在的人们也不像时代久远一些的人类，大家已不再受传统以及传统所期待的价值观支配。但是，当我们失去这些方向后，反而不知道自己想要做什么了。结果呢，要么做一些其他人也在做的事情，要么做一些别人要求做的事情。

詹姆斯·C. 克拉姆博（James C. Crumbaugh）、伦纳德·T. 马霍利克（Leonard T. Maholick）、伊丽莎白·S. 卢卡斯（Elisabeth S. Lukas）和贝尔纳·丹萨特（Bernard Dansart）已经制作出不少意义疗法专用量表来测量与存在相关的挫折，因此对我的"存在空虚"假设进行实证上的核实及验证成了可能。我从戴安娜·D. 杨（Dianna D. Young）在加利福尼亚大学的论文中看到了一些实证，在研究中她将问题归咎于传统的衰退。根据她从量表和统计研究中得到的数据，这一代年轻人比上一代更容易受到存在空虚的折磨，因为正是在他们身上，传统的衰退最为明显。这个发现表明，传统的衰退是导致存在空虚的最主要因素。同样，卡罗尔·马歇尔（Karol Marshal）说："在华盛顿贝尔维尤区东部心理健康中心，前来求助的人群中，小于30岁的那些患者更多的是因为失去目标而来的。"

说到年轻的一代，我想起之前被邀请去一所美国知名大学做演讲，那天他们的学生主办方坚持要我把主题定为"年轻一代都是疯子吗"。的确，我们是时候问一问：那些遭受着无意义感折磨的人们究竟是不是处于神经症状态之中呢？如果是的话，又是何种意义上的神经症呢？简而言之，我们所认为的社会神经症到底是不是一种神经症呢？

我等一会儿再来回答这个问题，让我们先回顾一下"存在空虚"的症状学内容。我喜欢把它称为"三合一的神经症状"，包括了抑郁症、攻击性和成瘾行为。

抑郁及其后续的自杀现象，上文已经有所讨论。关于攻击性，我建议读者先读一下本书中"运动——新时代的苦行主义"那一章。我现在要详谈的是第三种，除抑郁和攻击性外，成瘾也是一种部分与无意义感相关的症状。

自从我提出这个假设以来，已有许多作者发表文章表示支持。贝蒂·卢·帕德尔福德（Betty Lou Padelford）发表了一篇题为《种族背景的影响、性以及父亲意象与药物滥用和人生目标的关系》的论文。在这项取样为416名学生的研究中，她"在拥有强父亲意象和弱父亲意象的学生中间，并没有发现药物滥用的程度有什么不同"，不过，研究却发现了"药物滥用"与"通过理性方式找到自己的人生意义"之间存在相关性（$r=-0.23$；$p<0.001$）①。低人生目标的学生在药物滥用指数上的均值（8.90）显著高于高人生目标的学生（4.25）。

帕德尔福德医生还回顾了这一领域的其他研究，如她的这一研究

---

① 统计学术语。p 一般以 0.05 为判定标准，$p>0.05$，相关性系数没有统计学意义；$p<0.05$，表明两者之间有相关性。相关性系数 r 的绝对值越大，相关性越大，其正负数表示正相关或负相关，$|r|$ 以 0.3 为标准，$|r|<0.3$，说明相关程度为弱相关或无相关。

所示，那些文章也对我的"存在空虚"假设持支持态度。诺里斯讨论了学生们为什么会被毒品吸引，发现其中一个主要原因就是"渴望找到有意义的人生"。贾德与他的合作者对圣地亚哥地区455名学生进行了调查。调查发现，相对于没有接触过毒品的人来说，生活的无意义感确实更严重地折磨着那些使用大麻以及各类型致幻剂的人。在另外一项研究中，史蒂文·M. 米林（Steven M. Mirin）和他的同事们发现，严重的药物滥用与"找寻有意义的经验"相关，也与"生活目标寻求活动的缺失"相关。1968年，劳伦斯·S. 林（Lawrence S. Linn）在密尔沃基调查了威斯康星大学的700名本科生，发现相较于没有使用大麻的学生，使用大麻的那部分学生会更在意生命的意义。斯坦利·克里普纳（Stanley Krippner）及其同事提出，对于那些出现与存在相关的问题的人来说，控制药物滥用或许可以作为一种自我管理疗法。格伦·D. 席恩（Glenn D. Shean）与弗雷迪·费克特曼（Freddie Fechtmann）在一项研究中发现，被测试者对克拉姆博生活目标量表①中的一道题全都给出了肯定的答案，这道题是："你是否觉得很多事情对你而言都毫无意义？"他们还发现，那些吸大麻超过半年的学生比没吸过大麻的学生在量表得分上明显较低（p<0.001）。②

---

① 英文全称是Purpose-in-life Test，简写为PILT。
② 在该量表中得分越高，表明生命意义感越强。——译者注

专家们就酒精成瘾问题也发表了许多类似的研究论文。安玛丽·冯·福斯特梅尔（Annemarie von Forstmeyer）在一篇论文中提到，在20例酒精成瘾患者中，有18例把他们的存在看作无意义的、没有方向的。相应地，意义疗法取向的技术已被证明在此问题上优于其他疗法。克拉姆博以"存在空虚"为测量标准，对比了团体意义疗法与一种马拉松式疗法对于酒精成瘾患者的治疗效果，发现"只有意义疗法一组在统计学上有了明显的改善"。

意义疗法同样有助于对药物成瘾患者的治疗，这一事实已经为加利福尼亚州诺科麻醉成瘾者康复中心的阿尔文·R. 弗雷泽（Alvin R. Fraiser）所证实。自1966年起，他就运用意义疗法对那些麻醉药物成瘾的患者进行了治疗，他说："我已经成为这个机构历史上唯一一个连续3年成功①率最高的咨询师了。我治疗吸毒者的方法使我在3年内取得了40%的成功率，而机构中这一概率的平均值大概是11%。"

在这3种隐蔽的"存在空虚"神经症状之外，无疑还会有其他的症状出现，不管是在隐秘的层面还是非隐秘的层面。回到无意义感本身是否会导致精神疾病的问题上来。西格蒙德·弗洛伊德曾在他写给波拿巴公主的信中说道："当一个人开始询问生活的价值及意

---

① 成功指吸毒者在离开康复中心之后的一年内不再回到机构进行治疗。

义时，他便已经病了。"但是我认为，一个人开始考虑自己生活的意义，会带给他一种作为人的感受，而不是表现出精神症状。一个人对生命的关注不应该强烈到像患了神经症那样的程度，可是每个人都有"成为真正的人类"这样一种倾向和需求，毕竟寻求意义是人类的一种天性。其他任何动物都不会关注生命的意义，就算是康纳德·洛伦兹（Konrad Lorenz）的灰鹅也不会，但人类会。

追求意义的意志是人类的本性

人类总是在寻求意义，总是走在寻求意义的路上。换句话说，"追求意义的意志"甚至可以说是"人类最关心的问题"，此话引自亚伯拉罕·马斯洛对我的一篇文章的评论。

这恰恰是当今社会仍未满足人们的东西，也是当今心理学所忽视的问题。当前的动机理论将人看作这样一种存在：要么对刺激做出条件反射，要么对自己的冲动进行发泄。他们没有考虑到，实际上除条件反射和发泄外，人类还有"回应"（response）的一面，即面对生活提出的问题，人类会对其进行回应，通过这一回应，他们会实现生命赋予的意义。

有人可能会说这是一种信仰，但事实并非如此。的确，我在1938年创造出了"高度心理学"这一词汇，用以补充而不是取代所谓的

"深度心理学"（心理动力学），自那时起，我就一次次地被指责高估了人类，即将人类放在过高的位置上了。在此，我讲一个在教学中通常很有助于理解的故事。在航空领域，有一种被称为"航向偏流修正"的工作，比如说有一股横向风自北向南吹来，而我希望降落的那个机场却在东边，那么如果我直接往东飞，就会错过目的地，因为飞机会滑向东南方向。为了准确到达目的地，飞机需要使用"航向偏流修正"技术进行校正。在我所举的这个例子中，需要将航行方向指向北方，才能最终到达想去的机场。对于人类而言也是一样，一个人只有拥有更广阔的视野、更远大的理想，才能发挥出真正的潜能，否则他最终所能实现的潜能只能低于应达到的水平。

如果我们要发挥人类最大的潜能，首先必须相信它的存在，不管是在形而上的层面上，还是在现实的层面上，都要相信它的存在，不然人就会"偏航"，就会退化，因为人类也存在着变坏的倾向。我们绝不能让我们对潜在人性的信仰掩盖了这样的事实：也许仁慈的人一直都是人群中占少数的群体。然而，正是这一事实逼迫着我们每一个人都要加入到这一少数群体之中。事情已然很糟糕，除非我们尽己所能地去改善它们，否则一切将会坏到无法挽回的地步。

因此，人们可以更合理地将意志视为一种自证预言，而不是将其视为一厢情愿。阿纳托利·布雷亚德（Anatole Broyard）还有一些评论："如果说'shrink'（回缩）是用来指代弗洛伊德主义分析师的俚语①，那么意义疗法治疗师便可以被称为'stretch'（延展）。"事实上，意义疗法将人类更远大的理想囊括进来，这不仅拓展了"人类"这一概念，还拓宽了来访者的视野，借此提高他们的潜能，以增强他们追求意义的意志。类似的机制使得意义疗法可以让患者免受非人性化、机械化概念的折磨，很多精神分析师经常劝人接受这些概念，这反而会使病人更"抗拒心理医生"。

有种论调认为："不要过高估计人类，太高的期望会很危险。"可实际上低估人类会更危险，正如歌德早已指出过的："人类，尤其是年轻一代的人类，有可能会因为被低估而遭损毁。"相反，如果我认识到人类更远大的理想——比如对于意义的渴望——我还可以以此来召集、动员他们。

对于意义的渴望，不仅是一种信仰，也是一种事实。自从我1949年开始介绍这一概念以来，它已经被许多研究者用测验和统计所证实，有效性也经过了检验。由克拉姆博所设计的生活目标量表，还有卢卡斯的意义测验（logo-test），已经被使用了上千次，这些经电脑处理的数据已经证实人们对于意义的渴望是真实存在着的。

同样，捷克布尔诺大学心理学系的克拉托奇维尔（Kratochvil）和普兰诺娃（Planova）进行的研究证实了"对意义的渴望实际上是一

---

① 在美国，人们常把心理医生称为"shrink"。——译者注

种特定的需要，它不能被简化为其他需要，而且在所有人身上都或多或少地存在着"。他们还说："对于神经症和抑郁症患者，这种需要的挫败感也通过案例材料被记录了下来。在某些情况下，这种挫败感会与神经症式自杀有关。"

我们也可以看一下美国教育委员会发布的调查结果，他们一共调查了171 509名学生，有68.1%的学生表示他们的最高目标是"发展出一种有意义的人生哲学"。由约翰·霍普金斯大学在国家精神卫生研究所的赞助下进行的另一项调查（样本包括了48所大学的7948名学生）显示，只有16%的学生表示他们的首要目标是"赚很多钱"，有78%的学生表示他们要"为自己的生活找到目标和意义"。一项由密歇根大学所做的调查有着相似的发现，该调查要求1533位已经参加工作的人在量表上对工作的各个方面的重要性进行评分，发现"良好的工资条件"远远地排到了第五位。也难怪纽约州立大学的约瑟夫·卡茨在回顾了一些民意调查之后说："进入业界的下一拨人才将会对有意义的事业感兴趣，而不是对赚钱多的工作感兴趣。"

让我们再看一下美国国家精神健康研究所发布的研究报告。报告显示，78%的受调查学生说他们的首要目标是"找到生活的意义"。78%这一比率，与波兰年轻人在调查中选择"提高生活水平"的比率是一致的。马斯洛的需求层次理论可以对此进行解释：首先人们需要达到一种满意的生活水准，只有达到这一水准之后，人们才可能开始寻求生活的目的与意义，就像美国的学生在调查中所表现的那样。问题是，如果一个人想要经营美好的生活，是否只需要解决他的经济问题呢？我认为不是的。生病的人希望康复，所以健康便成了他们生命中的最高目标。而事实上，健康只不过是达到目的的手段，只是一个先决条件，只是实现特定条件下可能被认为是真正有意义的事情的一个基础。这样的话，我们就必须先想想手段背后的结果是什么。探究这一部分问题的方法也许可以是某种苏格拉底式的对话。

马斯洛的动机理论在这里是不够的，因为我们需要的并不是区分出需求层次的高低，而是去回答这样一个问题："个体的目标到底只是一些途径，还是意义本身呢？"在日常生活中，我们可以充分意识到这种差异。如果不是这样的话，我们就不会嘲笑动画片里的史努比——它在那抱怨生活的无意义和空虚时，查理·布朗端着一碗狗粮进来，它就大声叫道："啊！意义！"我们大笑的原因是这里混淆了手段与意义：虽然食物肯定是生存的必要条件，但对于赋予生命意义并因此减轻无意义感和空虚感而言，它并不是充分条件。

马斯洛没有考虑到较高需求和较低需求的区别，当较低的需求没有得到满足时，较高的需求，比如对意义的渴望，也可能会变得最为紧迫。让我们想象一下在死亡集中营里或在临终病床上遇到的情况吧，谁会否认在这种情况下一个人对意义的渴望（甚至是那种对终极意义的渴望）会不可抗拒地爆发出来呢？

对于临终病床上的人来说，这不言而喻。我举一个例子，是在特莱西恩施塔贫民窟发生的事情：一辆载有大约1000名年轻人的火车，计划在第二天早上离开。当早晨来临时，人们发现一夜之间，贫民窟的图书馆被盗了。那些注定要死在奥斯威辛集中营的年轻人都为自己挑选了几本最喜欢的诗人、小说家或科学家写的书，并把书藏在他们的帆布背包里。看完这一段文字，还有谁想告诉我贝尔托·布莱希特（Bertold Brecht）在他的《三分钱歌剧》（*Die Dreigroschenoper*）中所宣称的"仓廪实而知礼节"是对的呢？

然而，正如我们所看到的，不仅是极端情况，富裕也可以触发人类对意义的追求；或者反过来说，也可能会挫败追求意义的意志。就比如最平常的富裕，尤其是时间的富裕，对于人们追求意义总会有很大的负面影响。由于较低层次需求的满足和受挫都可能会对人们寻求意义的行为产生阻碍，因此对意义的需求与其他需求是相互独立的。也就是说，它既不可能被简化为其他需求，也不可能从其他需求中推导得来。

追求意义的意志不仅是人类本性的真实体现——正如西奥多·A. 科琴（Theodore A. Kotchen）所强调的那样——它还是一种可靠的心理健康标准。这一假设得到了詹姆斯·C. 克拉姆博、玛丽·拉斐尔（Mary Raphael）修女和雷蒙德·R. 施雷德（Raymond R. Shrader）的支持，他们对追求意义的意志进行了测评，并发现充满动力的、成功的专业或商业人士群体的此项评分最高。相反，缺乏意义和目的可以是情绪失调的指征，正如伊丽莎白·S.卢卡斯的实验数据所证明的那样。引用阿尔伯特·爱因斯坦的话来说："把自己的生命视为毫无意义的人，不仅感觉不到快乐，还很难适应生活。"这不仅是成功和幸福的问题，也是生存的问题。在现代心理学的术语中，对意义的渴望具有"生存价值"。 这是我在奥斯威辛集中营和达豪集中营里度过3年所学到的东西：在其他条件相同的情况下，最容易在集中营里生存下来的，是那些朝向未来的人——朝向某一项任务，或者朝向某一个人，某一个会在未来的某处等待着他们的人，朝向他们将来要去实现的意义。①

其他与集中营有关的书籍的作者，还有在日本、朝鲜和越南战俘营中所做的精神调查也都得出了同样的结论。我曾经有3名学生，他们都是美国军官，长期——长达7年——在北部的越南战俘营中服役，他们也发现，那些觉得有某些事情或某个人在等待着他们的囚犯最后存活的可能性是最高的。这些人的情况传达了这样一个信息：

---

① 确实，如果说在奥斯威辛集中营和达豪集中营这样的极端情况下，还有什么可以作为人们的精神支柱，那就是意识到生命还有意义等着他们去实现，尽管这些意义及其实现都还未到来。但意义和目的只是生存的必要条件，而不是充分条件。尽管他们有着意义和目的，但数百万人还是不得不接受死亡的宣判。他们的信仰无法拯救他们的生命，但它确实使他们能够昂首面对死亡。

生存有赖于一种朝向"为了什么"或"为了谁"的目标或愿望。总而言之，存在依赖于"自我超越"，这个概念早在1949年就被我引入意义疗法中，从而让我们理解了这样的基本事实，即人类总是需要方向的，可以指向某事或某人，而不是他自己：朝向意义的实现或者去与另一个人相遇，朝向服务的事业或者一个可以去爱的人。一个人只有活出这种"存在的自我超越"时，才能知道他是否成了真正的人，是否成了真实的自己。如果他变得忽视自己、忘记自己、奉献自己，那就只会将注意力转向外界，而不是关心自己以及自我的实现。接下来我想说一个我很喜欢的类比，想一想我们的眼睛，除非我们将眼睛对着镜子，否则眼睛能看见什么呢？一双有着白内障问题的眼睛可能看东西就像有云朵在眼前飘，这是白内障所致；一双有着青光眼的眼睛可能会看见灯光周围有彩虹，这是青光眼的症状。一双健康的眼睛一般看不见自己，这便是"自我超越"。

所谓的"自我实现"（self-actualization），是"自我超越"的意外"副产品"。如果将它当作意愿的目标，会有可能弄巧成拙，甚至带来毁灭。而真实的自我实现也适用于身份认同和寻求幸福的问题。

一般而言，对于"幸福的过度追求"恰恰是毁灭幸福的导火索。我们越是将幸福作为一个目标，就越有可能与其失之交臂。最佳的例子来自我们的性生活，或者说性生活中的"快乐寻求"行为。性方面的神经症就是一种结果。男患者越是想表现出他们在性方面的能力，就越容易导致失败的结局；对于女患者来说，她们越是想要表现出自己具备性高潮的能力，就越容易出现性冷淡的问题。在这里，我想简单介绍一下明确涉及意义疗法临床应用及其技术的章节（"矛盾意向法与去反省法"），在那个章节中，我详细阐述了这个主题，并用相关的案例材料进行了一些说明。

卡罗琳·伍德·谢里夫（Carolyn Wood Sherif）做过一个有名的实验，发现群体的攻击性会在一群年轻人当中建立起来。然而，要是让他们团结起来，执行一个将一辆马车拖出泥坑的共同任务，他们就会"忘记"表现他们的攻击性。这时我们可以说，他们寻求意义的意愿已经被取代了！而且我认为关于和平的研究，应该瞄准寻求意义的意愿这一领域，而不是局限于研究潜在攻击性之类。要把下面这一点考虑在内：我们在单一个体上得出的结论，同样适用于全人类。既然我们说一个人是否存在，取决于他是否找到了生命的意义，那么对全人类来说，难道不应该将生活的目标指向"找到共同意义"这一任务吗？难道社会上的民众、全世界的各个民族，不应该找到共同的意义，并团结在对于共同意义的追求之中吗？

对于这样一个问题，我没有答案，但希望自己提出了一个正确的问题；如果是那样的话，我对自己便会非常满意。不过，归根结底，似乎只有各国团结起来，共同承担责任，才能实现全球的共存。

到目前为止，可能有人会说我们正在朝着这个方向努力。但是，人类对于意义的追求——很显然的——是我们这一代人所见证的世界性现象，那么，这种对于意义的共同追求，为什么就不能带领我们走向共同的目标、共同的未来呢？

生命本身是否存在着意义

据上文所述，在人类身上存在着寻求意义的愿望，可是，真的有"生命的意义"这回事吗？换句话说，在思考了意义疗法的动机——推理层面的问题之后，我们现在开始转向"意义的理论"，即意义疗法中关于意义的理论。让我们通过一个问题来开始这种思考：意义疗法治疗师能不能"传授"意义？首先我要说的是，他们应该确保意义不会被"剥夺"——这正是很多还原主义人士会做的事情。在接下来的章节中，我会引用许多例子来说明这一点。

先谈一谈在我13岁时发生的一件事。那时我的科学老师在教室里的桌椅间走来走去，并教导我们说：从本质上讲，生命只不过是一个人体燃烧的过程，一个氧化过程。我跳了起来，没有经过他的准许就向他扔过去一个问题（这种情形在那个年代的课堂上挺常见的）："那么，生命又有什么意义呢？"当然了，他回答不出来，因为他就是一个还原主义者。

问题是我们该如何帮助那些陷入精神泥潭的人们，他们对于生命的无意义感明显感到绝望。我在一开始就说价值观正在消失，因为它是通过传统来传播的，而我们的传统正面临着衰退的危机。尽管这样，我仍认为有可能找得到意义。现实总是以具体的形式出现，并且每种生活情形都是独特的，因此每种情形的意义也必然与众不同。所以，意义甚至不可能通过传统进行传播。只有价值观——常常被定义为普世价值观——才会因传统的衰退而受到影响。

　　有人可能会说，本能是通过基因实现传递的，而价值观是通过传统来传递的，不过意义有其独特性，它总是要通过个人自己去发现而得来。正如我们现在所理解的，就算所有普世的价值观都消失殆尽，经过这样的发现之旅找到属于自己的独特意义，也是有可能的。简而言之，价值观会消失，但意义必将永世长存。

　　不过，这样一种对意义的发现之旅要怎样开始呢？克拉姆博指出，寻找意义的过程说到底是一个完形感知的过程。我对此有不同的意见，因为"完形感知的过程"这个术语在传统意义上是指从某个背景中感知出某个完整的画面来。可对于寻找意义而言，我们正在感知的是一种已经根植于现实的可能性。具体来说，这是一种对我们所面临的情况采取行动的可能性，如果有必要的话，是一种对现实进行改造的可能性。由于每种情况都是独一无二的，其意义也必然是独一无二的，因此在承认意义瞬息万变的前提下，我们得出结论："对某种情况采取某种行动的可能性"也是独一无二的。它具备一种

"kairos"①的特性，这意味着如果没有利用机会来实现某一情境下固有的或蛰伏已久的意义，我们就会与它擦肩而过，并且永远不会再有下一次机会。

但是，只有可能性——那种对现实做些什么事情的机会——是瞬息万变的。一旦我们将某个情境下的可能性实现了，我们就实现了这一情境下的意义，从而将可能性转变成了现实，而且是永远地将其转变成了现实！这样一来，它就不再受任何不确定性的影响了。我们已经将它拯救到了"过去"之中。没有什么事情或人可以夺走我们存放于"过去"中的东西。在"过去"中，所有事情都是无法挽回、不可修复的，一切已经在永恒中得以保存。

毫无疑问，人们通常只看到瞬息万变所带来的坏影响，却看不到它给人们的生活带来的好处：事情完成了，作品创造出来了，该爱的人爱了，该遭受的苦难也勇敢地经历了。从这个意义上讲，我们也许就能理解前人在《约伯记》中所说的——他"必寿高年迈才归坟墓，好像禾捆到时收藏"。

意义是独一无二的，也一直处在变化之中，但它永不缺席。生命永远不会缺少意义。可以肯定地说，只有我们承认，除工作和爱外，还有潜在的意义等待着我们去发现，上述那句话才是可以理解的。当

①希腊语，意为"关键时刻、时机"。

然了，创作一个作品、做好某件事情、体验某种东西或者与某个人相遇，这些都是我们习以为常的发现意义的过程。但永远不要忘记，即使是最无助的受害者们，在面对无法改变的命运时，也有可能找到生命的意义。因此，重要的是，去见证人类发挥其最大的潜能，那是将悲剧转化为个人胜利的过程，是将一个人的窘境转化为一种人类的胜利的过程。当我们不再可能对某种境况做出改变时——比如说身患一种已不能进行手术治疗的癌症——我们就陷入了必须改变自己的境地。

耶胡达·培根（Yehuda Bacon）所记录的话语可以完美地表达这一点。他是一位以色列雕刻家，年轻时被囚禁在奥斯威辛集中营。他在战争结束后写了一篇文章，我想引用里面的一段话给大家看看："作为一个男孩，当时我想：'我会告诉人们我看到了什么，希望他们会因我的经历变得更好。'但是人们并没有什么变化，甚至也没想过要从我这里知道些什么。很久以后，我才真正理解了苦难的含义。如果它能使某人变得更好，它就是有意义的。"最终，他认识到了他所受苦难的意义——他改变了他自己。

改变自己往往意味着成长，意味着自我超越。关于这个主题，你不会找到比列夫·托尔斯泰的小说《伊凡·伊里奇之死》[①]更扣人心弦的描述了。我还想让大家留意一下伊丽莎白·库布勒-罗斯最近出

---

① 在后文"症状还是疗法——一个精神科医生眼中的文学"一章中，我谈到了圣昆丁监狱，并再次引用了《伊凡·伊里奇之死》这本书。

版的书——《死亡：生命的最后阶段》，这个书名对于我们所讲的内容十分有意义。

我想向大家传达的是"生命无条件地具有意义"这一秘密。这是我们在生活中寻找意义的第三种可能性，甚至在苦难和死亡面前也可以找到意义的可能性。从这个角度来看，在《美国精神病杂志》中，可以找到这样一种说法："弗兰克尔博士想要向我们传达的是，无条件地相信意义的存在并不需要什么条件。"不过，我想表达的并不只是一种"信念"。他们或多或少是对的，生命是有意义的，且无须附带任何条件，这一想法始于我的一个直觉。而这一想法并没有什么值得惊奇的地方，产生这一想法时我还只是个高中生。不过在那之后，有很多作者用严格的实验程序得出了相同的结论。他们是：鲍勃·布朗（Bob Brown）、卡斯奇阿尼（Casciani）、克拉姆博、丹萨特、杜拉克（Durlak）、克拉托奇维尔、卢卡斯、罗纳德·D. 兰斯福德（Ronald D. Lunceford）、罗伯特·L. 梅森（Robert L. Mason）、梅尔（Meier）、伦纳德·墨菲（Leonard Murphy）、I.布雷诺夫（I. Planova）、卡齐米日·帕皮尔斯基（Kazimierz Popielski）、伯特里·O. 里士满（Bert O. Richmond）、罗伯茨（Roberts）、鲁兹（Ruch）、萨尔（Sallee）、维吉尼亚·史密斯（Virginia Smith）、托马斯·D. 雅耐尔（Thomas D. Yarnell）和杨。这些作者运用测试和统计学方法证实了：意义是每个人都可以接触到的——不管性别如何、处于哪个年龄阶段、智商多少、接受过什么样的教育、生长环境如何、性格结构怎样，甚至不管这个人是否有宗教信仰，如果他有宗教信仰，也不管他信仰的是什么样的教派。

所有的这些变量都不能显著影响一个人在生命历程中找到意义，也不能影响一个人在他所处的环境中实现意义，而且不同的社会在不同程度上也会促进或抑制意义的实现。尽管有这么多的变量，但从原则上来讲，人们仍然可以在任何前提下接触到意义，即便是在最糟糕的情况下。

可以肯定的是，意义疗法治疗师不可能直接告诉来访者意义到底是什么，但是他至少可以向来访者展示：生命都是有意义的，而且所有人都可以接触到意义，甚至生命在任何情况下都隐藏着自身的意义，直到生命的最后一刻，它仍然是有意义的。

我所提出的这三种找寻意义的可能，存在于一个等级体系中，而且伊丽莎白·S. 卢卡斯已经在实验层面上证实了其意义和层次。当我们用因素分析法对测验和统计所得的数据进行分析时，得出来的结论与我的假设相符合，即在痛苦中发现意义，与在工作和爱情中发现意义属于两个不同的维度，或者用因素分析法的术语来说，它们处于正交①的位置上。

---

① 指在分析法中，不同的因素位于不同的坐标轴上。——编者注

通常来说，人们都被视为知道如何获取成功的"聪明人"，知道如何成为成功的商人或者花花公子。也就是说，其所作所为都指向如何成功地赚到钱，或者成功地赚到爱。"聪明人"会在其积极的一端（成功）和消极的一端（失败）之间摆荡。

而我所说的"受苦的人"（homo patiens）[1]就不一样了，那是一些知道如何承受苦难的人，是知道如何将他们的苦难转化为成就的人。"受苦的人"在垂直于成功/失败的纵轴上摆荡，而其两端分别是实现和绝望。我们所说的"实现"指的是通过意义达到的自我实现，而"绝望"指的是一个人对自己生命中显而易见的毫无意义所感

---

[1] 出自我的书《受苦的人：凡尔索·埃纳·帕托》（*Homo Patiens: Versuch Einer Pathodizee*），维也纳，弗兰兹-德克蒂克出版社，1950年。

到的绝望。

　　只有当我们认识到这两种维度所涉及的是完全不同的两个方面①时，我们才可以理解为何世上会存在着事业十分成功却陷入绝望的人——想想爱达荷州那些富有但仍想着自杀的学生们——可是另一方面，我们还能遇到这样的人：尽管他们是失败的，但在自我实现中获得了满足感甚至幸福感，因为就算在蒙受苦难时，他们也能找到生命的意义。回想一下我在一开始引用过的那两封来信，就可以知道这种现象是真实存在着的。作为总结，我想引用另外两封来信，一封来自弗兰克·E.（Frank E.），一名美国国家监狱里的犯人，编号是020640："在这里，在这座监狱中，我找到了我存在的真正意义，我找到了我生命的目标。而这一次，我的离开只是一段短暂的等待，等待机会让我做得更好、做得更多。"另一封信来自另一位犯人，编号是552022：

　　弗兰克尔医生：

　　　　在过去的几个月里，我们这群囚犯一直在分享你的书，还有你的录音带。的确，在狱中我们有幸能够体验到的最大意义

------

① 实际上，"受苦的人"的维度不仅与"聪明人"的维度有所不同，它还比后者高出一个等级。它是更高一级的维度，因为通过改变自己（如果我们不能改变命运的话），他们实现了提升和超越，并将人类潜能中最具创造力的部分发挥到了极致。

之一就是受苦。我刚刚开始真正意义上的生活，这是多么令人愉快的感觉啊！

当小组里的兄弟们看到他们在监狱里实现了之前从未想过的意义时，我为他们的泪水感到骄傲。这些变化真的是一个奇迹。在此之前毫无希望也十分无助的生命现在充满了意义。在佛罗里达州最大的监狱里，在距离电椅大约500码①远的地方，我们正在实现着我们的梦想。圣诞节到来之际，意义疗法就是我的复活节之晨，从奥斯威辛集中营的十字架上走出来的疗法，成了我们复活节的希望之光，是从铁丝网和奥斯威辛集中营的烟囱里升起的太阳……我的新的一天，即将来临。

真诚的

格瑞格·B.

十分感谢格瑞格给我写的这封信，我非常珍视它，因为它不仅仅是一封信那么简单——我在此信中看到的是一份关于人的文本，一份关于人性的文本。

---

① 1码=0.9144米。——编者注

第二章

人类的自由意志

人类的自由是有限的自由，人类无法在没有限制的情况下获得自由。不过他们可以在思考这些问题的时候采取自由的态度，那些限制不会完全限制他们。在限制之内，他们可以决定是否向这些条件屈服或者投降。他们也可以超越它们，通过这种做法突破界限并进入人类的维度。

哲学界有两个一直争论不休的问题，即身心问题和自由意志（也可以表达为决定论与非决定论）的问题，它们都还没有被解决。不过我觉得，至少可以试着分析一下这两个问题为何至今都无法解决。

　　对于身心的问题，我认为可以简化成这样：怎样才能使多样性的统一成为人类的一个定义？而且谁会否认人类之间总是存在着差异性呢？正如康纳德·洛伦兹所说："我们仍然跨越不了那堵墙，那堵将生理和心理这两大不可分割的主题隔开的墙。即使将科学研究扩展到了心理物理学领域，也还是无法让我们离身心问题更近一步。"①至于未来可能的解决方案，物理学家维尔纳·海森堡（Werner Heisenberg）同样悲观地认为："我们不期望在身体运动和心理过程之间找到直接理解它们的方式，因为即使在确切的科学领域，现实也会分为不同的层次。"

　　事实上，我们生活在一个被我称为"科学多元化"的时代，个别的科学领域都以不同的方式来描述现实，这使得所得的结论可能相互

①《关于动物和人类的行为》（*Uber tierisches und menschliches Verhalten*），慕尼黑出版社，1965年，第362—372页。

矛盾。不过，我认为这样的矛盾并不与现实的统一性相冲突，也适用于与人类有关的现实。为了阐述这个观点，让我们一起来回顾一下，每一种科学实际上都像是现实的一个截面。现在我们从几何学中看一看这种类比的含义。

如果我们从圆柱体中横向和纵向上分别切出一个截面，那么横截面会将圆柱体表现为一个圆形，而纵截面会将其表现为一个矩形。我们都知道，没有人能将一个圆形变成一个矩形。与之类似，至今也没有人能够把人类的生理和心理成功地联结起来。我们甚至可以断言，在这一点上是不会有人取得成功的。正如尼古拉斯·库萨（Nicholas Cusa）所说，"对立统一"（coincidentia oppositorum）是不可能单纯在任何截面上发生的，它只可能发生在比此更高的维度上。这在关于人类的研究中也是一样的。在生物学的层级（生物学截面）上，我们面对的是人类的生理问题；而在心理学的层级（心理学截面）上，我们面对的则是人类的心灵问题。在这两种科学层级上，我们看到了区别，却失去了整体，因为这个整体存在于更高一级的人类维度上。

只有在人类的维度上，才蕴藏着"多样性的统一"（unitas

multiplex），如托马斯·阿奎那所定义的人类。这种统一，不是单纯地将多样性混合到一起的统一，而是尽管保留着多样性，但仍然可以统一到一起的统一。

这一事实同样适用于人的开放性：

让我们回到圆柱体那里，现在我们想象它不是一个闭合的圆柱体，而是一个开口的容器，比如说一个杯子的形状。在这种情况下，横向与纵向的截面会是什么样的呢？横截面仍然会是一个圆，而纵截面看起来则是一个开口的形状。当我们意识到这两个形状都是同一个物体的截面时，则一个截面的闭合属性与另一个截面的开放属性就完美地结合在一起了。人类同样如此：一方面，人们有时候被描述成一个处于因果关系中的闭锁系统，例如条件反射或非条件反射，好像是可被操控的一样；另一方面，人们也常常展现出向全世界开放的特征，如马克斯·舍勒（Max Scheler）、阿诺德·盖伦（Arnold Gehlen）和阿道夫·波特曼（Adolf Portmann）所揭示的那样。马丁·海德格尔曾说，人类是一种"在世存在"（being in the world）。

我所说的"存在的自我超越"表达了一个基本现实：正是由于有

一种等待着我们去实现的意义或一些等待着我们去相遇的人，我们才会与某些东西或某些人发生联系，而不只是与自己相关联。除非一个人拥有可以在生活中实现自我超越的品质，否则他的存在就会出现动摇和坍塌。

作为人的开放属性，"存在的自我超越"常常只被某一个截面所触及，而被另一个截面所忽略，这就变得可以理解了。闭合属性和开放属性已经可以兼容。而且我认为，决定论和非决定论之间的冲突也是如此。在心理学维度上存在着决定论，而在心灵的维度上则存在着自由。在讨论身心问题的时候，我们以"多样性的统一"作为结束。而在自由意志这个问题上，我们以"既定却自由"（freedom in spite of determinism）作为结语。它与尼古拉·哈特曼（Nicolai Hartmann）所创造的一个词很相似，即"依赖却自治"。

然而，作为一种人类的现象，自由这种属性有点"太人类"了。人类的自由是有限的自由，人类无法在没有限制的情况下获得自由。不过他们可以在思考这些问题的时候采取自由的态度，那些限制不会完全限制他们。在限制之内，他们可以决定是否向这些条件屈服或者投降。他们也可以超越它们，通过这种做法突破界限并进入人类的维度。正如我曾说过的："作为一名跨了两个专业的教授——神经病学和精神病学——我完全清楚人类会在多大程度上受到生理、心理和社会条件的影响。"

除了是这两个领域的教授，我还是四个营——四个集中营——的幸存者。因此，我也见证了人类即便在最无法想象的恶劣条件下，也可以展现出反抗的、英勇的品质。西格蒙德·弗洛伊德曾说过："让我们尝试将一群完全不同的人一起困于饥饿当中。随着饥饿感的不断增加，所有的个体差异都会变得模糊起来，取而代之的是，他们会产生一种不受约束的冲动，最终以统一的形式表达出来。"

但是，在集中营里，事实恰恰相反，人们并没有统一地表现出不受约束的冲动。在"野兽"被释放出来的同时，"圣人"也一起显现。饥饿感是一致的，人们的表现却各不相同。事实上，在那种情形下，卡路里变得一点都不重要了。

终归来说，人并不完全受限于他们所在的环境，反而这些环境会因人的决定而受到限制。不论是有意的还是无意的，不论他们是否愿意让自己受到环境的限制，他们都可以决定是面对还是放弃。但很明显的是，这会导致"无穷回溯"①。玛格达·B. 阿诺德（Magda B. Arnold）在一份报告中为这种状态举了个很好的例子，并将其作为他们讨论后的一个结论："所有选择都是被迫进行的，但它们终归是由做出选择的人所引发的。"

---

① 逻辑学专业词汇，关于阿喀琉斯与乌龟之间永远不会结束的赛跑，即阿喀琉斯悖论。——译者注

决定论与人文主义：对泛决定论的批判

跨学科的研究常常可以涵盖超过一个截面的内容，从而可以防止片面性。自由意志的问题不仅阻止了我们去否认人类现实中既定和机械的一面，而且阻止了我们去否认人类拥有超越它们的自由。这种自由并不是被决定论所否定，而是被我经常称为泛决定论的东西所否定。换句话说，真正的对立是决定论与泛决定论，而不是决定论与非决定论。而弗洛伊德只在他的理论中信奉泛决定论，可在实践中，当他将精神分析的目标定义为"让病人的自我得到选择的自由"时，他并不会对人类所拥有的"自由做出改变的能力"视而不见。

人类的自由暗含着人类拥有将自我从自己身上分离出来的能力。我想以下面这个故事来说明这种能力：在第一次世界大战期间，我是一个犹太籍军医，曾和一个非犹太籍朋友（一个贵族上校）一起坐在避弹坑里，当时外面正枪林弹雨。上校开玩笑说："你害怕了，对吧？这又可以证明雅利安人的确比闪米特人优秀。""是啊，我是挺害怕的，"我回答说，"但谁更优秀呢？如果你，上校，处在跟我一样程度的恐惧中，你肯定早就逃之夭夭了。"其实真正重要的并不是我们的恐惧和焦虑，而是我们面对它们时所采取的态度。而这种态度，是人类可以自由选择的。

从我们的心理结构中自由地进行选择，这种能力甚至可以延伸到性格构造的病理性部分。我们这些精神病学家经常会遇到一些病人——他们的妄想并不是病态的。我曾经见过一些偏执妄想症患者，由于他们有受迫害的妄想，因此他们"杀掉"了一些心中所谓的"敌人"，可是我也见过有些偏执妄想症患者原谅了他们口中所说的"对手"。后者的行为显然没有被他们的精神疾病所左右，而是让人性战胜了精神疾病。我们谈论自杀时会提起很多因抑郁症而自杀的案例，但也有很多为了某项事业或某个人而克服自杀冲动的案例。这么说吧，是他们对于自己所要坚持的东西太过坚定了，以至于无法继续自杀的行为。

我相信，偏执妄想症或内源性抑郁症等精神疾病的确是器质性的。更具体点来说，其病理是生物化学上的问题——尽管它们的发病机理还没有得到确定。（见本章第54页笔记1）到目前为止，我们还没有证据能做出决定性的推论。而就算生物化学问题基于遗传，这些推论也不见得就有效。例如，在病理学的背景下，我总是想引用约翰内斯·朗格（Johannes Lange）的说法，他曾报道过一对双胞胎兄弟，其中一个最后成了狡猾的罪犯，而另一个则成了高明的犯罪学专家。对犯罪方面感兴趣可能是基因造成的，但要成为罪犯还是犯罪学专家，则是选择的问题。基因只不过是人类塑造自己的材料，就像那些建筑人员要去选择的石头一样，但建筑人员本身并不被这些石头所塑造。

　　婴儿期的经历比不上遗传的作用，它更不能单方面决定人生的发展方向。有一个不是我治疗过的病人曾写信给我，她在信里说："一想到我应该有些情绪，而不是实际地拥有它们，我就非常苦恼。事实上，我不会用我的经历交换任何东西，我相信这些经历也会带来很多好处。"①

　　精神科医生的宿命论观点可能会强化病人自己的宿命论，不管怎么看，这些都是神经症的特征。而精神病学的这一真实情况也同样适用于社会学。泛决定论在罪犯那里可以沦为托词：好像需要受到指责

————————————

① 此外，儿童早期经验也不像心理学家们所想的那样对宗教生活有着决定性的影响，尤其是在"神的概念是否由父亲意象来决定"这一问题上。我在维也纳综合诊所有个团队，给在某一天之内光顾他们门诊的病人做了些测验。这些测验表明，23个病人有着积极的父亲意象，13个病人有着消极的父亲意象。但只有16个具有积极父亲意象和2个具有消极父亲意象的病人，会任由自己的宗教观念的发展受到他们这些意象的影响。有一半的受测者发展自己的宗教观念时不受他们父亲意象的影响。一个人糟糕的宗教生活并不总能追溯到他内心消极的父亲意象，甚至最坏的父亲意象也并不必然会阻止那个人与神之间建立牢固的联系。关于"真理会使你自由"的承诺，不该被解释为只要你成为一个真正的教徒，就可以保证不会受到神经症的影响。反之亦然，不受神经症的影响也不能保证一种真正的宗教生活。三年前，我有机会与一位修道院院长讨论这个问题，他在墨西哥管理着一座本笃会修道院，而且坚持认为僧侣们都应该接受严格的弗洛伊德精神分析理论。结果呢，只有20%的僧侣继续留在修道院。我在想，如果精神科专家们也被要求严格地检查自己身上的神经症性缺陷，那么还会有多少人成为精神科专家并愿意一直工作下去呢？把你们之中那个没有神经症性缺陷的人叫出来，让他成为第一个往我身上扔石头的人吧！无论他是一个神学家，还是精神科医生！

的只是他们内心的某些机制。但是，这样的一种论证显然是自相矛盾的。如果被告人声称他在犯罪时不是自由的，那么他就不必为他所犯下的罪行负责任，但法官仍可能会对他维持原来的判决。

实际上，即使在法官的判决已经生效之后，犯罪分子也不会希望自己仅仅被看作心理动力机制或者条件调节过程的受害者。正如舍勒曾指出的，人有权被视为有罪，并受到相应的惩罚。通过将他视为环境的受害者来减轻他的内疚感，这意味着剥夺了他作为人的尊严。我认为，感受内疚也是作为人的一种特权。诚然，克服内疚同样是人之为人的一种责任。这些话我曾告诉过加利福尼亚州圣昆丁监狱里的犯人，当时他们的监狱主任请求我给囚犯们做一场演讲。加利福尼亚大学的约瑟夫·B. 法布里（Joseph B. Fabry）博士陪同我一起去了那里。讲座结束后的一段时间，他跟我描述了一下这些加州最凶悍的囚犯是如何回应我的演讲的。一个囚犯说："心理学家们（与弗兰克尔相反）经常问我们孩童时期的事情，还有过去一些不好的事情。通常来说，那些过去就像挂在我们脖子上的石磨。"他接着说，"我们很多人都不再去听那些心理学家们在说什么。我来听演讲仅仅是因为我读过弗兰克尔的书，知道他也是一个被囚禁过的人。"

卡尔·罗杰斯（Carl Rogers）在他的一个学生W. L. 凯尔（W. L. Kell）对151名青少年罪犯进行研究后，曾想到过"关于'自由'的实验性定义"。研究结果显示，以下因素都不能预测这些罪犯的行为：家庭环境、教育背景、社会经验、邻居或文化的影响、健康状况、遗传方面的情况或者诸如此类的内容。到目前为止，最可以用来预测的因素是对自我的理解程度，它与后来的行为相关系数为0.84。在这种情况下，自我理解似乎意味着某种自我分离，而泛决定论会削弱一个人自我分离的能力。

让我们把决定论与泛决定论对立起来，然后尝试对后者进行严格的解释：我们问问自己选择泛决定论的原因是什么。我认为是辨别力的缺乏导致了泛决定论的产生：一方面，人们混淆了原因与理由；另一方面，混淆了原因与条件。那么，原因与理由之间的区别到底是什么呢？举个例子，如果你切一个洋葱，你就会落泪。你掉眼泪在此有了一个原因（cause），但你并没有哭泣的理由（reason），而如果你爱的人死了，你的哭泣就有了一个理由。再举一个例子，如果你去攀岩，到达了10000英尺①的地方，你可能就需要应对压迫感和焦虑感，这可以是由一个原因导致的，也可以是由一个理由导致的。缺氧可以是一个原因，但如果你知道你装备不全或者训练不够，焦虑就有了一个理由。

----

① 1英尺约等于0.3048米。——编者注

挑战都是召唤，对它们的回应构成我们的意义

存在主义将"作为一个人"定义为"在世存在"。而这个世界本就包含了理由和意义，但如果你认为人是一个闭合的系统，理由和意义就会被排除在外，剩下的只有原因和作用。作用的最佳代表是"条件反射"或"身体对刺激的反应"。动力和本能是推力，而理由和意义是拉力。如果你只把人设想成一个封闭的系统，那么注意到的就仅仅是推力而非拉力。想想美国那些酒店的大门，从酒店大厅内部你只能看到"推"的标志，而"拉"的标志只有外面的人才能看到。人身上也有着这样的门。人不是一个封闭的单细胞动物，而心理学却退化成了某种单细胞动物学，除非它开始承认人类对世界的开放性。（见本章第56页笔记2）自我超越可以很好地反映这种存在的开放性。反过来亦成立，正如弗兰兹·布伦塔诺（Franz Brentano）和埃德蒙德·胡塞尔（Edmund Husserl）所说的，人类现实的自我超越属性反映在人类现象的"意向性特质"上。

人类现象指向的是"意向客体"（intentional objects）[1]，理由和意义就是这类客体的代表。它们是逻各斯，是心灵意图触及的地方。如果心理学（psychology）确如其名，它就必须同时承认这一名

---

[1] 出自赫伯特·施皮格伯格（Herbert Spiegelberg）的《现象学运动》（*The Phenomenological Movement*），第2卷，1960年，第721页。

称的前后两部分，即心灵（psyche）和逻各斯。

当存在的自我超越被否定时，存在本身也就被毁灭了。存在是具体的，在现今的心理学中它被还原成一个"物"，而作为人类的存在则被剥夺了个体本身的独特性。更值得注意的是，主体被弄成了客体。出现这种情况的原因是，与客体相关联是主体的特征。人的特征之一是他们与意向客体——价值与意义——相关联，而这一客体也会作为人类行为的理由和动机。如果自我超越遭到否定，那么通向意义与价值的大门将会被关闭，理由与动机也会被条件反射过程所取代，而"暗处的劝说者"会开始决定条件是什么，以此来操控人类。这是一种物化，正是它打开了通向操控室的大门。反之亦然，如果一个人想要操控人类，他首先必须对他们进行物化，为了达到这一目的，他会沿着泛决定论的方向给他们灌输教条。"只有通过剥夺人类的自主权，" B. F. 斯金纳（B. F. Skinner）说，"才能把握人类行为的真正原因——从无法接近的行为，变成可操控的行为。"①

---

① 出自阿尔弗雷德·A. 克诺夫（Alfred A. Knopf）的《超越自由与尊严》（*Beyond Freedom and Dignity*），纽约出版社，1971年。路德维希·冯·贝塔朗菲（Ludwig von Bertalanffy）说："没有这种操作，'富裕社会'的经济扩张就无法维持。"只有通过更多地操控人类，把他们变成斯金纳的老鼠、机器人、自动购买机，稳定地调节集体利益遵循者与投机主义者之间的平衡，才能让这个伟大的社会沿着不断增加国民生产总值（GDP）的道路前进。把人当作机器人这一概念，是工业化大众社会的体现，同时也是强大的推动力。这种概念是商业、经济、政治和其他广告、宣传等行为工程的基础。

我认为，首先，条件反射过程并不是人类行为的真正原因；其次，真正引发人类行为的原因应该是某种可以触碰的东西，它使得人类行为中的人性部分不会被某种先验的东西所否定。另外，除非我们认识到某个人的行为的真正"原因"并不是原因，而是一个理由，否则就无法认识到人类行为中人性的部分。

原因不只会与理由混淆，还会与条件混淆。不过，在某些情况下，原因即条件。与严格意义上的条件相比，它们是充分条件。有时候，不只存在着必要条件，还存在着我所说的"可能条件"。通过"可能条件"这个概念，我想说的是一种释放和触发的机制。比如说，所谓的身心疾病并不是由心理因素引起的，它们不像神经症那样是精神性的。身心疾病都是生理性疾病，只不过它们都是由心理因素所引发的。

一个充分条件足以创造并产生一种现象，这种现象不仅取决于其本质，也取决于其存在。相比之下，必要条件是一个前提，是一个先决条件。比如说，有些人智力发育迟滞是由甲状腺功能减退引起的，这样的病人，如果给他们注射甲状腺提取物的话，他们的智商就会改善和提高。这是否意味着精神只不过是跟甲状腺激素一样的东西呢？就像我曾审查过的一本书中所论述的那样？不过我觉得甲状腺提取物"只是"一个必要条件，而作者将其误认为是一个充分条件。

为了有不同的证据，让我们看看肾上腺皮质腺体的功能减退问题。我本人已经发表了两篇基于实验室研究的论文，结果发现，肾上腺皮质腺体的功能减退会导致人格分裂。如果可以给这样的患者注射一些醋酸去氧皮质酮，他们会再次感觉到自己像一个完整的人，而且他们的自我意识也可以得到恢复。那么，这是否意味着自我意识只是取决于醋酸去氧皮质酮呢？

讨论进行到这里，我们就到达了从泛决定论转变为还原论的拐点。实际上，原因与条件区分不清楚，会使得还原论从非人类现象中推断出人类的现象，并将其简化为一种次于人类的现象。然而，这种从非人类现象中抽离出来的人类现象，会变成一种附带现象。

还原论就是今天的虚无主义。让-保罗·萨特将存在主义的核心圈定在"存在与虚无"上，但我们从存在主义中可以学到的是，人类的存在不是一个"东西"。东西是可以相互决定的，但是人，可以为自己做决定。而且，人类还可以决定自己是否被别的事物所决定，不管这事物是给他推力的动机或本能，还是给他拉力的理由或意义。

过去的虚无主义教会了我们"虚无"（nothingness），而现在的还原论劝我们接受"只不过是"（nothing-but-ness）。还原论告诉我们，人类只不过是一个计算机或者一只"没毛的猿猴"。把计算机看成一种具有人类核心神经系统功能的模型，是完全可以的。"存在类比"（analogia entis）可以有效拓展到计算机，但还是会有些尺度上的差异，而这些差异却为还原论所忽略。回想一下有关良心的经典还原主义理论，根据这种理论，独特的人类现象只不过是某种反射调节过程。比如说，一只狗弄湿了地毯后，夹着尾巴趴在沙发下面，像这样的行为我宁愿称之为对某种焦虑的预期——特别是对某种惩罚的预期——而不是良心。这跟良心一点关系都没有，因为真正的良心与受惩罚的预期风马牛不相及。只要对惩罚的恐惧或者某种奖赏的期待仍驱使着一个人（或者说在那种情形下，臣服于平息超我张力的愿望），那么良心就尚未发挥作用。

洛伦兹曾十分小心地谈到"动物行为的道德类比"，指的是在动物身上那些类似于人类道德行为的动作。在还原主义学者的认识中，两者没有本质上的区别。他们不承认存在着任何独一无二的人类现象，而且他们并不是在实证的基础上建立这一信念的，而是将其建立在先验的基础之上。他们坚持认为，在人类身上没有什么东西是在动物身上找不到的。或者用那句人们耳熟能详的教条来讲，就是"在人类身上可以发现的，也都可以在动物身上发现"。

说一个我很喜欢的故事。两个信徒去找教区的拉比①，其中一个信徒说另一个信徒家的猫偷吃了他家5磅②黄油，而家中有猫的这位信徒则否认这件事。"把猫给我带过来。"拉比命令道。他们就把猫抱了过来。"把天平也拿来。"他们又把天平拿了过来。"你说你的

① 指犹太教中有学问的学者，也是智者的象征。——编者注
② 1磅=0.4536千克。——编者注

黄油被偷吃了多少？"拉比问。"5磅，拉比。"那人回答道。随即拉比把猫放在了天平上，它的重量恰好是5磅。"这下我找到那块黄油了，"拉比说，"可猫去哪儿了？"这正是还原主义者们最终在人类身上重新发现的那些现象：条件反射、条件控制过程、先天释放机制以及其他一切他们一直在找寻的东西。"这下我们找到它了，"他们说，就像那位拉比一样，"但人去哪儿了呢？"

我们不能低估还原主义下灌输教条的破坏性影响。在这里，我只引用R. N. 格雷（R. N. Gray）及其同事对64名医生——其中有11名是精神科医生——所做的一项研究。该研究表明，在医学院学习期间，犬儒主义通常会在人道主义减弱的时候增强。只有在完成医学学习之后，这种趋势才会翻转，但可惜并非所有被测试者都会翻转。具有讽刺意味的是，报告这些结果的论文作者将人定义成一种"自适应系统"，并将其解释为"刺激-反应过程中的自调节限制"。根据另一种还原主义的说法，价值观这种东西只不过是一种反向形成以及防御机制。毋庸置疑，类似的诠释可能会破坏和削弱价值观高于其字面意义的那部分价值。

有一个例子：一对年轻夫妇在非洲担任和平队志愿者，从非洲返回之后，他们完全厌倦了那种工作。最开始他们不得不参加一个由心理学家领导的强制小组，在那里他们会玩一个像这样的游戏："你为什么加入和平队呢？""我想帮助那些没什么特权的人。""所以你肯定感觉比他们优越了。""某种程度上是的。""所以在你的内心中或者无意识里，肯定有一个想要证明你自己比他们优越的想法。""这……我从来没有过这种想法，但你是个心理学家，肯定知道得比我多。"整个团队被灌输了一些观念，将他们的理想主义和利他主义仅仅解释为一堆恼人的问题。更糟糕的是，团队中的志愿者们会不断地相互玩一个游戏："你的隐藏动机是什么？"在这里我们就碰到了一个我称之为"过度解释"的最好例子。

伊迪丝·韦斯科普夫-乔尔森（Edith Weisskopf-Joelson）及其同事在最近的一项研究中表明：在针对美国大学生的不同价值观念的评比中，排名最高的是"自我解释"。因此，美国普遍存在的文化氛围增加了自我解释转变成强迫行为的危险，就像我们在和平队志愿者身上看到的那样，这种解释倾向甚至已经成为一种群体性的强迫神经症。

"之前的那些患者不管在何种情况下都会去分析自己的动机，"E. 贝克尔（E. Becker）说，"当他们感到焦虑的时候，就会说：'这肯定是阴茎嫉妒、乱伦冲动、阉割焦虑、俄狄浦斯竞争、多行性变态等。'"

到目前为止，我们已经讨论了原因与理由，以及必要条件与充分条件。不过，还有第三种区分我们需要思考一下。通常被理解成"充分条件"的，是与最终原因相对应的有效原因。或许在这种情况下，只有用适于他们的科学方法进行观察时，意义与目的才有可能被察觉或看见。引用约翰·沃尔夫冈·冯·歌德的话来说，那些认为没有任何意义与目的存在的泛决定论者，就像一个"研究有机存在"的人一样。他会：

> 首先以固执的坚持将灵魂驱逐，
>
> 随后所剩的部分便可掌控和分类，
>
> 可那精神的联系已然丢失，唉！
>
> *Encheireisin naturae*，这一化学名字，
>
> 她也不知自己如何嘲弄了自己。
>
> ——《浮士德》（第一部）

在这个地方确实有一个"缺失的链接"。正如许多科学研究表述的那样，在这个世界上，意义是缺失的。然而这并不意味着世界没有意义，只是许多科学领域仍执意对它视而不见。每种科学方法都没有谈到这一点，就像每个"截面"都没有触及我们所明喻的内容一样。现在让我们设想一条处于垂直平面上的曲线。

在水平面上，该曲线的可见部分只有3个点，而且是3个相互隔开又不相连的点，这些点之间并没有某种有意义的连接。但是那些有意义的连接潜藏在水平面上方或者下方。它有没有可能与科学上所说的"随机事件"（比如偶然的变异）不一样呢？难道不可能有一种隐藏的意义，一种更高或者更深的意义，恰好躲开了那一个截面？然而我们找不到这种意义，只是因为它潜藏在水平面的上方或者下方，就像图中曲线较高的部分和较低的部分那样？（见本章第56页笔记3）事实上并不是一切都可以用有意义的术语来解释，但至少现在可以解释的是，为什么事情总是这个模样。

如果这是真正的意义，那么对于终极意义来说，它又有多少真实的成分呢？意义越是全面，就越难以被理解。无限的意义超出了作为有限生命的人类所能理解的范围。（见本章第58页笔记4）在这里我们处于一个关键点上，科学需要放弃它的掌控，从而交由智慧来接管。布莱士·帕斯卡（Blaise Pascal）曾说："内心有着理性无法知道的原因。"即所谓内心的智慧，或者我们可以把它称为"本体论上的自我理解"。

假设有一个站在街边的男人，正按着内心智慧的指引对自己进行理解，此时如果我们对他的理解方式进行一种现象学分析，就可以知道，人类不只是自我、本我与超我冲突的战场。富尔顿·J.舍恩（Fulton J. Sheen）曾嘲讽："作为一个人，比起作为一个弃卒或者玩物，特别是作为被条件控制过程①或驱力与本能操控着的弃卒或者玩物，复杂太多了。"从这个站在街边的男人的例子中，我们可以了解到，作为人类，我们要不断面对各种机会和挑战。这让我们有机会通过迎接挑战来实现自己的意义。每种情况都是一个召唤，我们会听到它，然后做出回应。

现在我们来到了圆圈闭合的地方。我们从"决定论是自由的一种限制"出发，来到了"人文主义作为自由的一种扩张"。自由只是故事的一部分，也只是真实的一半。自由是整个现象的一面，而另一面是对自由背负起的相应的责任。自由可能会堕落为纯粹的任性，除非它以一种负责任的方式出现在生活中。因此，我建议在西海岸建起一座责任雕像，来作为东海岸自由女神像的一个补充。

笔记1　对于医学界的成员来说，这不是什么陌生的状况：在医生们所面对的疾病中，有多少是我们仍不能知道其起源的，癌症就是一个例子。不管怎么说，精神病是一个身体系统上的生物化学问题，但是，患者对自己的精神病所能施加的影响完全是其人格特征的问题。对患者进行折磨的精神病是生物化学问题，可是患者对这一问题的反应、投入，以及用来

---

① "条件控制过程"是行为主义心理学理论中的一个概念。——译者注

填充它的内容，这一切都是其个人的创造，是作为人类在他所受的苦难中进行的创造。这是他赋予苦难以意义的方式。尽管精神病本身并没有意义，但它可能会因病人对其做了一些事情而让意义显现出来，从那残存的、持久的内在成长中呈现出来。

　　乔尔森曾提出一个假设："偏执狂对一致的生活哲学有着特别强烈的需求，而且他们会发展出自己的妄想，来作为那一种哲学的替代品。"换句话说，偏执狂是"由对意义的寻求引起的"。不过，我对此有不同的看法。如果我们理所当然地认为，偏执狂有时是与"意义肥大症"联系在一起的，那么这种"肥大"并不能成为这一精神病的病因，而只构成它的症状。类似地，另一种精神疾病——内源性抑郁症，有时候也与"意义肥大症"有关联，患者对于意义视而不见，也不是导致抑郁症的原因，而是其症状的原因。

　　当然了，这种说法仅适用于特定类型的（内源性）抑郁症。尽管不同的问题带给人不同的感觉，但在最终的分析中，我们会发现其起源与偏执狂是差不多的。简单来说，患有内源性抑郁症的患者会用他的精神病来使其生活中出现不了任何意义，而患有神经症性抑郁症的患者则可能因为无法在生活中看到意义而感到抑郁。

不过在我们讨论了这么多之后，有一个事实仍未发生改变，即精神病的主要起因是生物化学因子。

笔记2　有人可能会说，与弗洛伊德主义的精神分析相反，阿德勒的"个体心理学"确实对自我超越给予了应有的敬意。事实上，阿德勒的心理学将人看成是受目标指引的，而不是由驱力驱动的。不过他所说的目标，我们认真思考的话，就会发现实际上并没有超越人类的自我或者心灵。更确切地说，他将这些看作心灵内部的东西，因为在最后的分析中，阿德勒将人们的努力只看成应对自卑感以及不安全感的方式。

笔记3　分子生物学家雅克·莫诺（Jacques Monod）认为，所有生命都是在突变和选择的相互作用下产生的，这完全合乎常理。在《偶然性和必然性》一书中，他写道："纯粹的机会、唯一的机会是进化的源头。"不过紧接着，他所说的内容就出错了："机会是唯一可以用来想象的概念，因为它是唯一一个与观察和经验事实相符的现象。没有什么允许我们在这一点上的观念必须改变，甚至没有什么允许我们可以对其进行修改。"这部分已经与实证科学不再有任何关系，只是基于个人的一种哲学，是其对个人意识形态的坚持。在写这句话的时候，莫诺故意将自己锁在生物学的维度上。糟糕的是，这样会导致在某种先验基础上否认其他维度以及更高维度存在的可能。科学家可能会固着在他的学科上，并且只待在他所在的那一维度，但他需要保持开放性，保持他对科学的开放，至少保持对"存在另一个更高维度"这种可能性的开放。

正如我曾说过的，一个更高维度的"高"来自它更加包罗万象的属性。打个比方，如果你将一个正方体垂直投影到一个平面上，它就变成了一个正方形，而你可能会说这个正方形就存在于正方体内。那么，任何存在于正方形中的事物也会存在于正方体中，并且在正方形中出现的任何事物都不会与较高维度上的正方体中出现的事物相矛盾。更高的维度不是排斥，而是包含。在真理的较高与较低维度之间，只可能存在着包容性。

如果一位生物学家只是宣称在生物学的维度上，没有出现诸如"更高的意义"或者"终极意义和目的"这样的东西，会显得比较合理，而不是在科学的伪装下叫卖自己的信仰，或者叫卖一些连自己都不相信的东西。他可以说，没有什么证据能够支持目的论。至少他应该是一个不会排除那种可能性的还原主义者：可能存在着某种更高的维度，包含着这种目的论。

我们的科学家们需要拥有的不仅仅是知识，还有智慧。所谓的智慧，我将其定义为知识加上对该知识本身有限性的认识。

笔记4 像这样一个"元意义"（meta-meaning）的概念不一定是有神论的，甚至"上帝"这一概念也并不一定是有神论的。我在15岁时，得出过一个关于"上帝"的定义，可随着我的年龄越来越大，对于这一定义的态度也慢慢有所改变。我将其称为一个操作性定义，听起来有点像这种表述：上帝是你最亲密的忏悔伴侣。不管什么时候，当你抱以最大的诚意与最终极的孤独与自己交谈时，你对自己所说的话就可能有理由被称为"上帝之言"。这样一个定义避免了无神论和有神论之间的世界观二分法。它们之间的区别只会在后来出现，比如说，没有宗教信仰的人坚持认为他的独白忏悔就是一出独角戏，而宗教人士则将这种现象解释为与某一个人的真正对话。我认为，最重要的一点是真诚。如果上帝确实存在，他肯定不会与无宗教信仰的人争辩，因为这些人将自己误认为是上帝，还给自己取了一个错误的名字。

第三章

"人本主义心理学"究竟有多人本

我们必须面对这样一个事实，即某些事情是不能通过要求、指挥或者命令来达成的。其原因就在于，它们不能建立在意愿的基础之上：我们不能用"想要"去相信，不能用"想要"去希望，不能用"想要"去爱，最起码我们不能"想要"这一想要。

目前，心理学这一学科似乎最需要的就是让心理治疗进入人类的维度，即人类现象的维度。因此，我们可以思考一下，所谓的"人本主义心理学"运动是否真的采纳了这一想法。虽然意义疗法声称"加入"了这一运动，但由于其处于探索阶段，将意义疗法从人本主义心理学中分离出来，会显得较为明智，由此可以取得一种批判性的优势，也可以批判性地对其进行评论。在接下来的这一章中，我们将特别强调与"相遇"概念相关的内容，因为这一概念受到的误解最为严重，误用就更不用说了，而且这种误用、误解还是许多提倡它的人造成的。

人类精神生活中的"相遇"

实际上，"相遇"概念源于存在主义哲学，而非人本主义心理学。它是由马丁·布伯（Martin Buber）、费迪南德·埃伯纳（Ferdinand Ebner）和雅各布·L. 莫雷诺（Jacob L. Moreno）引入的。这些作者对存在主义的贡献可以归结为：他们对"如何共存地存在"给出了自己的理解。在这种情况下，"相遇"被理解为"我和你"之间的关系，由于这一关系的基本属性，这种关系只能建立在人类身上，而且也只能在个人水平上建立这种关系。

这类观点仍然遗漏了一些东西，从而构不成一个完整的维度。为了帮助理解，让我们回顾一下卡尔·布勒（Karl Bühler）提出的语言理论。他对语言进行了三重功能的区分：首先，语言允许说话者去表达他自己，可以作为自我表达的一种工具；其次，语言是说话者向他的听众发出的某种呼吁；再次，语言总代表着什么东西，即人们所说的"某种东西"。换句话说，每当一个人开始说话的时候，他就是：a. 正在表达自己；b. 正在向某些人表达自己。最重要的一点是，除非他的确正在说着什么内容，否则将这一功能称为"语言"并不合理。

我们接下来要谈到的是一种"伪语言"，实际上它只不过是一种自我表达而已，有时甚至会使听者听不下去。有些精神分裂症患者，他们的说话方式可以被理解为这样一种"语言"：只表达情绪，但丝毫没有指代现实中的任何东西。①

语言的真实性也适用于"共存"和"相遇"，因为在这两种情况下，我们也必须考虑到人类间和人际间交流的第三个方面。正是在这方面，布伦塔诺和胡塞尔的现象学创造了"意向性指称"

---

① 早在20世纪30年代，我就在维也纳应用心理学会上展示了一个相关案例。

（intentional referent）一词。而所有潜在的意向性指称物，所有那些语言所指称的客体，所有那些被两个主体之间的相互交流所"意谓"的客体，将形成一个结构化的整体、一个"意义"的世界，甚至我们可以将这一"意义的宇宙"称为"逻各斯"。由此可以看出，任何将意义驱逐到体系之外的心理学，都将人类从他们的"意向性指称"中切除了，这简直就是一种自我阉割。如果心理学真的名副其实，就需要对它名字的两个组成部分——心灵及逻各斯——怀有同样的敬意。

布伯和埃伯纳不仅探讨了人类精神生活中"相遇"的中心地位，而且将这种生活基本定义为一种"我和你"之间的对话。然而，我的观点是，除非对话进入了"逻各斯"的维度，否则不会存在任何真正意义上的对话。我认为，如果对话缺少了"逻各斯"，缺少了意向性指称物，那么对话实际上只是一种独白和自我表达而已。它所缺乏的是一种我称之为"自我超越"的人类特质。它表明，作为人类，就意味着要与自己以外的某种事物相关联，并接受它的指引。

现象学派一直十分重视认知活动的"意向性"，这种意向性只是更全面的人类现象中的一个方面，即人类生存上的自我超越。真正的"相遇"，是一种对"逻各斯"开放的共同存在，它允许"相遇"的人超越他们自身，朝向"逻各斯"，甚至会促使这种自我超越的发生。

不过，我们不能够忽略或者忘记的是，自我超越不仅意味着探出手去触碰并实现意义，还意味着去触碰另一个人，去爱别人。诚然，爱比"相遇"拥有更多的内涵，因为后者在人类层面上运作，而前者在个人层面上运作。在更广阔的世界意义上，"相遇"使我们认识到与我们对话的那个人的人性，而爱则向我们展示了更多——爱还会涉及个人本质上的独特性。

这种独特性是人格的基本特征。然而，对于自我超越来说，它隐含着这样的意义：人是否通过意义的实现或者爱情的相遇来超越自己。在第一种情形下，涉及一种非个人的"逻各斯"；而在第二种情形下，则是一种个人的"逻各斯"，可以说是一种已经具体化了的"逻各斯"。

与布伯和埃伯纳所发展出来的经典"相遇"概念相反，人本主义心理学所提出的传统概念仍然坚持一种老式的心理学，它实际上是一种单子论学说，将人看作没有开放性的单细胞动物，而那种开放性却是建立起自我超越人际关系的关键所在。因此，"相遇"的概念被庸俗化了。这不是真正的人本主义，它是机械化的，因此汉堡大学的彼得·R. 霍夫斯塔特（Peter R. Hofstätter）曾将其称为"性本能的水力学"，而现今许多会心团体活动仍渗透着这种观念。

下面这个案例可以作为一个公然与"相遇"概念相悖的例子。有位女士加入了一个会心团体，那时她对她前夫有着非常强烈的愤怒情绪。小组组长请她刺破一个气球，用以发泄她的攻击性和愤怒。换句话说，那个气球取代了真正的客体，即她的前夫。也可以说，让她

"付诸行动"的目的是用气球取代了这位女士自身作为爆炸的对象。

不过，我们是否真的有理由认为攻击性释放之后，所带来的释怀是一种真实的体验？有什么证据表明，它不是一种无意间灌输的结果？怎样证明它不是一种以完全机械化的、过时的人类概念为基础，而对人们进行的灌输？要知道，付诸行动并没有改变任何东西，生气的缘由仍在！基本上，一个人首先关心的是自己是否有理由生气；其次，一个人只关心自己的情绪，因为他可能以愤怒的形式表现出任何他想要表现的内容。

可是，这样一个关于人类的机械化概念，却是我们前文中所提到的那种疗法的理论基础，它诱导患者将自己诠释为"性本能的水力学"的内部操作者。这样会让他忘记了自己作为一个人，在某种特定情况下还可以做点什么；他可能会有自己的立场，对于自己的情绪、攻击性等都可以有自己的态度。我们应该赋予这样的"人类潜能"一个人本主义观念的中心地位。

一个将此作为基础的治疗理论，就可确保患者在治疗中对这种潜能保持一定的意识。这是一种人类自身潜能的意识，即在可能的范围内改变世界，也可在必要的情况下让自己变得更好。我们再回到刚才讨论的那位离婚女士的案例，不管是在可能的情况下，她与她的前夫和解，还是在必要的情况下，她与自己"已经离异"这一事实和解，都能使她继续前行，并将此困境变成一种人类层面上的成就！

　　那么，我们怎么会去否认病人拥有这样的可能性呢？她可以超越她的困境，实现自我的成长，甚至可以将她的消极经验塑造成某些积极的东西和有建设性的、创造性的东西；我们怎么会给她加上这样一层限制，或者以这样一种方式使得她相信，神经症会倾向于不管在什么情况下都能让人觉得自己是外部因素和内部心理环境的奴隶和受害者。又或者，让她执着于即将发生的事情，把自己的命运交予她的前夫，一个不知是否愿意与她和解的前夫，或者将未来的处境寄托在她在刺破气球的那一刻愿不愿意将攻击性释放和发泄出来。

　　为了使变化能够发生，我们需要感受悲伤，而不是愤怒。我们需要问问自己，当一个人失去其所爱之人时，会有什么样的哀伤反应，并想想有什么可以作为镇静剂来缓解一下，比如对自己说些这样的话："在现实面前紧闭双眼，并不能将现实抹去。"实际情况是，即使我昏睡过去，不再意识到我所爱之人的死亡，也不能消除他已离我而去的事实。这是我唯一在乎的事情："他是活着还是死去，而不是我到底伤不伤心！"换句话说，他所关心的并不是他快乐不快乐，而是是否存在让他快乐或者不快乐的理由。威廉·冯特的体系被人批评为一种"没有心理的心理学"（psychology without psyche）。

　　这一问题早已得到解决，但是，学界仍存在着我称之为"没有逻各斯的心理学"（psychology without logos），就是那些只将心理学作为对某人内心世界（或身体）进行操纵的学说，它们并不将人类行为看作被世界上某种理由所诱导而产生的结果。但是，正如我曾指出的，原因与理由是不一样的。如果你感到不开心，然后喝了点威士忌，它会是你"不开心"消失的"原因"，但不开心的理由仍然存在。对于镇静剂而言也是一样，它并不能改变一个人的命运或者亲人去世的事实。

不过，让我们再问一次：改变一个人的态度又是怎样发生的呢？比如，将困境变成某种人类层面上的成就。在一种将人与世界分离开来的心理学中，没有什么地方容得下这样的事情：在这个世界上，每一个人的行为都可以有理由，甚至在这个世界上，其所蒙受的苦难也可能具有某种意义。如果心理学只把人看作一个封闭的系统，且在这个系统中，相互间的动力只是用以操控人类的工具，如果不把人看作一种正在用意义为其存在加冕的存在，这样一种心理学必然会剥夺人类化悲曲为凯歌的能力。

真正的"相遇"，朝向"逻各斯"

这一问题始于"攻击性"这一概念，不管是将其作为康纳德·洛伦兹所思考的生物学概念，还是作为西格蒙德·弗洛伊德所思考的心理学概念。这些概念都是不恰当的，也是不充分的，因为它们完全忽视了一点：意图是作为一种内在的人类现象存在着的。事实上，在我所理解的心灵世界中，并不存在"攻击性"这种东西，根据以往的描述，它会主动寻找一个发泄的途径，并强迫我——作为它的"无辜受害者"——去寻找有助于将它付诸行动的客体。

在人类的层面上，我并没有天生自带的而且一定要发泄出去的攻击性，也未曾将其引导至一个方便发泄的靶上；我真正会做的事情完全不同：我恨！不管我是恨某种东西，还是恨某个人。可以肯定的是，仇恨某事比仇恨某人（我所恨的事物的创造者或者"拥有者"）更有意义一些，因为如果我不是出于个人的原因在恨他，我也许可以帮助他克服他身上我所恨的那部分。我甚至可能会爱他，尽管他身上有我憎恨的东西。然而，恨也好，爱也罢，都是一种人类现象——与攻击性相反——且此二者都具有人类的属性，因为它们都是由意愿所驱使的：我有一个理由去恨某个东西，以及我有一个理由去爱某个人。相反，攻击性是由原因造成的。这些原因可能具有心理或者生理的特征。关于后一种可能性，只需要想想W. R. 赫斯（W. R. Hess）的经典实验——用电刺激猫的大脑的某些部位，就可以引起攻击性行为。

照着这个思路，我们可以假设那些加入反对国家社会主义抵抗运动的人，只是在进行攻击性冲动的宣泄（就如阿道夫·希特勒所做的那样）。这样的论断很不公正。事实上，他们中有很多人并不是真的愿意去与那个叫阿道夫·希特勒的人战斗，而是愿意去与那个被称为国家社会主义的系统做斗争。

　　时至今日，攻击性已经成为一个热门的主题，在很多会议上都被讨论。而针对和平的研究却几乎为零，其实这是一个更为重要的问题。不过，只要对和平的研究仍依靠着（攻击性）这种非人类又非个人的概念，那它就一定会失败。当然，攻击性冲动的确存在于人类身上，不管我们把它解释为一种从我们类人猿祖先那儿继承来的遗产，还是沿着精神动力学理论体系，将其解释为某种反应。但是，在人类的层面上，攻击性冲动本身并不存在于个人身上，而是经常作为某个人需要面对的某种东西，这个人必须用这种东西来表明立场，或者他已经用攻击性表明自己的立场有一段时间了，不管他是选择让自己被大家认同，还是将自己与大伙分开。①在特定的情况下，重要的是个人对非人格攻击性冲动的态度，而不是冲动本身。

　　这种情形与自杀冲动是很相似的，如果将这两种冲动进行量化，我们是找不到可操作的方法的。归根结底，自杀风险并不取决于一个人体内自杀冲动的强度，而取决于他作为一个人对这些冲动的反应；反过来说，他的反应基本上取决于他是否在生存中看到了有意义的东西，哪怕所处的环境是令人痛苦的。可以肯定的是，没有一种测试可

---

① 这是人类自我分离能力独一无二的表现，自我超越是通过上述所提到的内容来表现的。相较于攻击性，憎恨是个人主动情绪的表现。

以假装测量自己的自杀冲动，但是可以评估自杀冲动的决定性因素，即自杀者个人对于它们的态度。我在20世纪30年代早期就制定出了这种量表，并在《医生与灵魂》（*The Doctor and the Soul*）中首次用英文对其进行了描述。

我们可以说，关于和平的研究所关心的是人类作为一个整体要如何生存。不过这样的研究却被宿命论所劫持，宿命论盯着的是攻击性冲动，它并不相信人类的能力。这样的话，攻击性冲动就成为一种托词，被人们用作表达恨意的一种借口。只要人们被告知在其体内有一种冲动和机制会引发憎恨，那人类的憎恨就不会停止。

这恰恰是人们常做的事情！更为重要的是，"潜在的攻击性"这个概念让人们相信攻击性是可以被引导的。事实上，康纳德·洛伦兹团队的行为研究已经发现，尝试将攻击性转移到某种不重要的客体上，并让其通过无害的方式发泄出来，只会再度引发攻击性，且常常会使它的强度加大。

攻击性与憎恨之间的区别和性与爱之间的区别类似，相当于说"我是被我的性驱力驱使着去找伴侣的"。此外，在人类的层面上，正如我所感受到的，我爱一个人是因为我已经有非常多的理由去爱，而与她做爱是表达爱的一种方式，可以说是一种爱的"具象化身"。而在亚人类层面上，我只不过将她看作释放性欲的客体——作为排出多余精子的一种途径。

有着后一种态度的性行为经常被我们的病人描述为"对着一个女人自慰"。在说这种话时，他们将其与正常的性接触进行了对比，也与在人类和个人层面上的性行为进行了对比。在人类层面上，他们不再把他们的伴侣看成一个"客体"，而是另一个主体。这会阻止他们把另一个人仅仅视为达到某种目的——任何种类的目的——的手段。在人类层面上，一个人不会"使用"他的伴侣，而是在"个人与个人"的基础上与她相遇。在个人层面上，他与他的伴侣在"个人与个人"的基础上相遇，而这意味着他爱他的伴侣。相遇保护了伴侣作为人的资格，爱发现了伴侣是独一无二的个体。

真正的相遇不仅基于自我表达，更基于自我超越，甚至真正的相遇超越了它本身，朝向着"逻各斯"。相反，伪相遇的基础是一种"没有逻各斯的对话"，那只是一个成熟的自我表达的平台。这种伪相遇在今天如此普遍的原因是：人们太过于关心自己是否会被照顾，或者说源于一种缺陷。

在工业社会的去人格化氛围中，很多人都遭受着孤独感的折磨——"孤独人群"的孤独感。可以理解的是，这种仅为反抗孤独而对亲密关系的渴望，是用来弥补温暖的匮乏——用亲密感来弥补。人们吵着要拥有亲密关系，且对亲密关系的渴望是那么迫切，以至于不惜任何代价去寻求，也不管亲密感来自哪种层次。具有讽刺意味的是，人们甚至在非人类的层面上寻求亲密感，即在那种只可称之为肉欲的亲密层面上。对于亲密感的渴求，后来还转变为那种"请触摸我"的邀请。而且，基于肉欲的亲密关系距离性滥交只有一步之遥。

比性亲密更为人所需的，是拥有私密空间。人们需要制造最佳状态的独处，尝试着拥有"独处的勇气"。世上还存在着一种创造性的独处，这种独处可以使某些消极的东西（周围没有其他人）转变为积极的东西（一个进行冥想的机会）。通过这样的机会，人们可以补偿工业社会对于积极生活（vita activa）太过沉重的强调，而暂时花点时间去过沉思的生活（vita contemplativa）。从这个例子中，我们可以看到积极真正的反面并不是消极，而是感受性。重要的是，在创造性与实现意义的可操作性之间寻求一种稳固的平衡，而在这一点上，保证"感受性训练"的正确性就显得很重要。

对于那些渴望受到照顾的人，麻烦的是，在一般条件下，他们必须为此付出代价，而且我们不难想象，那些不受约束的"照顾者"在没有接受过适当的培训和监督的情况下，能够表现出多少兴趣。在如此憎恶虚伪的年代，人们应该明白：性滥交并不是一种对他人的感受，也不是一种相遇。与那些以性教育、裸体马拉松等为幌子来卖淫的人相比，人们可能更加欣赏一位普通性工作者的诚实：她不会假装是"为了人类的利益才做这件事情"——正如许多作者想让我们相信的那样。这种虚伪的弊病在于那种低劣的性高潮，以及对其进行的区别对待。

的确，我们经常无法实现职业理想，毕竟失败是我们生活的重要组成部分，不过就算我们失败了，我们肯定也不会因失败而引以为傲。然而这在某些圈子里，却是正在发生的事情，甚至发生的频率越来越高。弗洛伊德非常清楚他在制定规则时，自己所做的一切到底是为了什么，他明确反对将一个人的反移情付诸行动。而偶尔发生的例外并不能证明将例外纳入规则就是正确的。

不过，这种亲密关系流行文化的出现是可以理解的。正如欧文·亚隆在1970年所指出的，美国人口的流动性在很大程度上可以解释那些习惯了从一座城市迁徙到另一座城市的人们身上出现的异化现象。不过，我觉得异化不仅关乎其他人，也关乎自己。有的异化是社会异化，还存在着一种情感异化——一个人与自己情感的疏远。在很长一段时间里，缘于盎格鲁-撒克逊国家中占主导地位的清教徒主义，人们不仅要控制情绪，更要抑制自己的情绪。

一些类似的情况也适用于性本能的压抑。可以肯定的是，自那时起，性本能就已经走上了反向的极端，特别是弗洛伊德思想的普及，更不要说他那些理论的庸俗化普及了。今天，我们看到了极端的性放纵所造成的后果：人们的本能冲动得不到发泄，人们对日常情绪紧张的容忍度大幅降低；有人可能会说，他们显现出某种"失禁"，是因为他们无法抑制自己的情绪，所以他们无法克制自己不去表达这些欲望，也无法克制着不去和他人分享这些想法。

　　这正是这个"群体"将其作为手段的结果。然而，在这里，我们不仅要处理治疗的问题，还要处理症状。毕竟，"失禁"是一种心理层面上的缺陷，也是一种生理层面上的缺陷。关于生理层面，只要想想某些动脉硬化的病例就知道了，在那些病人身上，会出现不合时宜的大笑或者哭泣，而且无法停止。这与另一种同样表明大脑功能受损的症状相对应，在严重的癫痫病人身上观察到一种个人距离感问题：患者会马上同任何一个与他接触的人熟络起来——他会抑制不住告诉你他的私生活，也没法停止询问你的私生活。

　　总而言之，可以将会心团体活动和敏感性训练分别看作用来应对社会异化和情感异化的方案。然而，对问题的反应不能与针对问题的解决方案相混淆。即使"反应"有了明显的疗效，这样的疗法也可能会导致症状的出现，毕竟它只是一种缓和剂。更糟糕的是，这样一种治疗还可能会增加疾病所带来的痛苦。至于上文提到的那些问题，比如那些情绪，我们在处理它们的时候，不可以带有目的性。它们对于"过度注意"有一种躲避的趋势，你越是想要去除它们，越是去不掉。在这一点上，它们比我们谈到的对幸福的追求更加明显：幸福必须是自然而然的，而不是通过追求得来。

　　幸福必须发生，而且我们必须让幸福发生。不过，我们越是将它作为目标，就越容易令其与我们擦肩而过。我的一名高年级学生曾对会心团体进行过独立研究，并告诉我当他加入其中时发生的事情：

"我被许多人要求成为他们的朋友。我不喜欢拥抱他们并告诉他们我爱他们，还要将他们当作朋友，但结果我还是做了。我强迫自己的情绪高涨起来，但无济于事，我发现自己越努力就越难做到那些。"

我们必须面对这样一个事实，即某些事情是不能通过要求、指挥或者命令来达成的。其原因就在于，它们不能建立在意愿的基础之上：我们不能用"想要"去相信，不能用"想要"去希望，不能用"想要"去爱，最起码我们不能"想要"这一想要。这样做反映了一种对于某些人类现象（如信仰、希望、爱和意志）进行完全操纵的尝试。反过来，这种操纵的方法之所以会出现，是因为人们对其所思考的现象进行了不恰当地物化和客体化。为了更好地理解这一点，我们可以思考一下任何一个主体的主要特征，即事实上一个主体——由于他的自我超越或者认知活动的意向性——总是会与他自己的客体产生关联，比如说，他的认知活动所要达到的"意向性指称物"。

在这个意义上，如果把一个主体仅仅变成一个"物"（"物化"），那么他自己也变成了一个客体（"客体化"），同样程度上属于他自己的合适客体必然也会消失，倘若以这样一种方式，他最终将会完全失去作为一个主体的特性。这一点不仅适用于人类，也适用于任何人类现象：我们对它的反思越多，它就越容易失去自己的"意向性指称物"。

同样，放松的指令也会避免一切产生它的尝试。J. H. 舒尔茨（J.

H. Schultz）充分考虑了这一点，并将放松性练习变得更加系统化。当他指导患者在这些训练中想象他们的手臂变得沉重时，他是多么聪明啊，因为这会自然地引起放松。如果他命令这些患者放松，他们的紧张程度就会增加，因为他们会强烈而有意地想要努力放松。

在处理自卑感的问题上，也是一样的：患者永远不能通过直接的尝试来克服自卑。如果他想要摆脱自卑感，就必须绕道而行，比如说，尽管带着自卑感，他还是去了那个会让他产生自卑心理的地方，或者尽管自卑，但他仍能做好自己的工作。只要他把注意力集中在自己内心的自卑感上，并与它"战斗"，他就会继续承受痛苦；然而，一旦他把注意力集中在他自己以外的某些事情上，比如一项任务，那种自卑感就会开始减弱。

对于某些事物的过度关注，我习惯称之为"过度反思"。它与"过度注意"很相似，因为两者都可能导致人们出现神经症。而且，事实上这两者都可能因为组成了"团体"而被加强和巩固。在那种设置下，会心团体的带领者邀请患者仔细观察，看见自己；更重要的是，成员们会无休止地鼓励分享者与大家讨论自己内心呈现的任何东西。在这样一种情形下发生的事情，可以用"过度讨论"来作为指称它的一个术语。

"过度讨论"越来越成为生活意义的替代品。今天，人们常常遗忘了生活的意义，所以我们的患者陷入了"存在空虚"之中，一种空虚感和无意义感像空气一样蔓延四周。在这种真空中，神经症疯狂地生长。反过来，一旦存在空虚得以填补，神经症就会萎缩。

我们不得不同意夏洛特·布勒（Charlotte Bühler）的观点："尽管有很多人会感到迷惑，而且担心会心团体会带来负面作用，但它的某些优点似乎也很明显。" 在主要的优点中，她列出了"（增进）合作精神和成熟的互助精神"这两种。事实上，一个构思合理的会心团体肯定可以提供相互帮助的情境，用以讨论生命的意义。这种会心团体不会只是沉迷于个体成员的自我表达，它还能促进他们的自我超越。

或者，正如罗伯特·M. 霍姆斯（Robert M. Holmes）所说："意义疗法团体可以带来很大的好处。" 霍姆斯所设想的是"在具体的群体情境中实施意义疗法理念的可能性"。他将他的论文总结如下："谁能预测这样一个群体会发生什么呢？在这个群体中，人们被叫来讨论他们自己的失败和'存在空虚'。从一个人的生命中那些不可避免的事实里寻找意义，并从这一角度讲述自己的故事时，将会有什么样的发现呢？"

第四章

爱是一种自我超越①

---

① 这是《爱与社会》一文的修改及扩充版本，曾被翻译成日文并发表在《现代人的病理学》杂志上。

成熟的人会在伴侣身上看到另一个主体、另一个人，在一个非常人性的层面上看到对方。如果他真的爱对方，他甚至会在伴侣身上看到另一个人，这意味着他在伴侣身上看到了对方的独特性。这种独特性构成了人类的个性，而只有爱才能使一个人以这种方式拥有另一个人。

我们在谈论性的时候，是不可能不谈论爱的。但是，在谈论爱时，我们应该记住，这是一种特别的人类现象。而且我们必须将它保护在人性的领域①之中，而不是以还原主义者的态度去对待它。

那么准确地讲，还原主义到底是什么呢？我会把它定义为一种伪科学过程，它将人类现象或还原，或减少，使其成为亚人类②的现象。比如说，爱会被解释为性驱力和性本能的升华，而性本能是人类与其他动物共有的现象。像这样的诠释只会阻碍我们正确地认识这种人类现象。

爱情实际上是一种更为包罗万象的人类现象的一个方面，这种现象我称之为"自我超越"。目前占主导地位的动机理论希望我们相信：人基本上只关注如何满足他自己的需求，并寻求满足他的驱力和

---

① 在人文主义传统中，人类拥有无法用动物行为来解释的心理/行为内容，比如这里所提到的"爱"，在人文主义者看来，这是无法在动物身上找到的东西，也是无法化约、拆分成动物行为来进行解释的内容。——译者注
② 即看起来像人类的行为，但在人文主义者眼中，动物的行为是不能直接来解释人类的行为的。举个例子，比如动物之间也会有交配行为，但其与人类之间的"爱"不能等同，哪怕看起来有相似的属性。——译者注

本能，从而保持或者恢复其动态平衡，比如说，所谓的内部平衡。可实际情况并不是这样的。相反，人——通过其现实的自我超越——基本上关注的是超越自己，无论是在实现意义的层面上，还是在与所爱之人相遇的过程中。

然而，在"爱的相遇"中的伴侣，肯定不会将另一个人仅仅视为达到目的的手段——作为减少张力的工具。也就是说，仅仅作为一种工具来减少由性驱力和性本能所造成的内部张力。这样做相当于还是在自慰，实际上这就是我们很多性神经症患者所谈论的他们对待伴侣的方式：他们经常觉得自己的性生活像是"对着他们的伴侣自慰"。这种对待伴侣的态度，是对人类性生活中一种另类的神经症式的认识。

性行为的意义

人类的性生活常常有着比单纯的性多得多的意义，甚至到了这样一种程度，即它可以作为某种形而上之性的物理表达，作为一种"爱的物理表达"。性行为只有到了这样一种程度，它才是一种真正有益的经验。马斯洛在1964年曾指出并验证："无法爱的人所经历的性感受，与可以爱的人所经历的性感受不会是一样的。"根据美国《心理学杂志》上两万名读者回答的相关问卷调查来看，最能提升性功能和性高潮的因素是浪漫——一种类似爱情的东西。

尽管如此，说人类的性行为不仅仅是性行为还不准确。正如艾雷尼厄斯·艾布尔-艾伯费尔德（Irenaeus Eibl-Eibesfeldt）所证明的那样，在一些脊椎动物中，性行为也有助于提高群体凝聚力，对于生活在群体中的灵长类动物来说尤其如此。因此，在某些类人猿中，性交有时专门用于社交目的；在人类身上，艾布尔-艾伯费尔德指出，毫无疑问，性交不仅有利于物种的繁殖，而且有利于维持一夫一妻制这种伴侣关系。

虽然爱本质上是一种人类现象，但性行为只是一种发展过程的结果，即渐进式成熟的产物。让我们从西格蒙德·弗洛伊德所说的"驱力和本能的目的"，以及与它们的"客体"之间的区别开始：性交的目的是减少性张力，而性的客体则是性伴侣。依我看，这只适用于神经症性的性行为，神经症的个体只想要射出他的精子，无论是通过自慰，还是通过伴侣，都是用不同的手段达到同一目的。

对于一个成熟的人来说，伴侣根本就不是"客体"；相反，成熟的人会在伴侣身上看到另一个主体、另一个人，在一个非常人性的层面上看到对方。如果他真的爱对方，他甚至会在伴侣身上看到另一个人，这意味着他在伴侣身上看到了对方的独特性。这种独特性构成了人类的个性，而只有爱才能使一个人以这种方式拥有另一个人。

　　可以理解的是，对所爱之人独特性的了解，产生了一夫一妻制这种伴侣关系。伴侣不可以随意更换。相反，如果一个人无法去爱，他就会在性滥交中徘徊。①沉迷于性滥交就意味着忽视伴侣的独特性，这反过来又排除了发生爱的关系的可能：因为只有那种渗入爱情的性爱才能真正得到回报和满足，所以这种人的性生活质量会很差。那么，他试图用数量来补偿质量的欠缺，也就不足为奇了。反过来说，这就需要不断增加和强化刺激，色情文学提供的就是这样的东西。

　　从这一点上可以清楚地看出：如果我们赞美诸如性滥交和色情等大众现象，或者去考虑它们进步的一面，就是毫无道理的。它们是退步的，是一种人性成熟过程中的发展迟滞现象。

性的去人性化：这个时代的性神经症

　　我们不应该忘记，只是为了娱乐的缘故，而将性的神话说成进步的东西，是由那些知道这是一桩好生意的人推动的。让我感觉有趣的是，年轻一代不仅为此神话买单，还对其背后的虚伪视而不见。奇怪的是，在一个对性的表里不一如此不欢迎的时代，那些宣传某

———————————

① 正如自慰意味着以减少性紧张为目标，性滥交也意味着满足于将伴侣作为一个客体。这两种情况都没有实现人类在性方面的潜能。

种审查自由的人是多么虚伪，可大众却未曾注意到这些。还是说，认识到他们的目的真的很困难？又或者真的那么难明白，他们真正关心的事情只是无休止地赚钱吗？

一个企业，除非面对的是某种大规模的需求，否则不会取得商业上的成功。在目前的文化中，我们看到了一种可以称之为"性欲通胀"的现象。这是可以理解的，人们只是用这种现象来对抗日益泛滥的存在空虚而已，同时它也被拿来作为对抗如下现实的方式：人们不再受驱力和本能驱使，也不再有传统观念或者价值观来告诉他们应该做些什么，而今，人们常常不知道他们到底想要的是什么。

由于性本能过度膨胀产生了存在空虚，因此导致了"性欲通胀"的出现。正如其他任何形式的通胀——比如货币市场上的——一样，性通胀与贬值有关："性"因其去人类化而遭到了贬低。如此，我们观察到一种活在性欲中的方式，且这种方式并未融入个人的生活中，而是一种"活着为了享乐"的态度。那么，对性的去人性化就是存在挫折的一种症状，即人类寻求意义时遭遇到的挫折。

原因如此之多，但结果怎么样呢？人们对意义的追求越是受挫，就越会专心致力于"追求幸福"，这可是自美国《独立宣言》宣布以来就被如此命名的事物。当这样一种追求从找寻意义的挫折中萌生时，它会带着毒害还有麻醉的目的。如果对它进行彻底的分析，我们会发现它是一种自我挫败，因为幸福是只有在一个人过上自我超越的生活时才会产生的感觉，这意味着一个人将自己奉献给一项事业，或奉献给某个倾心去爱的人。

在这一方面，性幸福是最具代表性的例子了。我们越是将它视为一个目标，就越会与它失之交臂。对于男性患者来说，他越是关注自己的性功能，他就越可能不举；而对于女性患者来说，她越是希望表现出有能力感受到完全的性高潮，她就越有可能患上性冷淡。在数十年的精神科从业经历中，我所遇到的绝大部分性神经症都可以从上面所说的情况中找到原因。

正如我在别的地方已经详细表述过的（见本书的第八章"矛盾意向法与去反省法"），性神经症常常可归因于对所谓成功性交的高品质要求。相应地，对于此类个案的治愈必须始于去除对这种高品质的期待。我已研发出一种技术以及相应的疗法，相关文章的第一次发表是以英文形式发表在国际性学杂志上。然而，在所有这些内容中，我想要指出的是这样一个事实：由于上文所述的动机，我们目前的文化崇拜性成就，崇拜十分有性能力的人，因此这进一步提高了性神经症个体对性生活质量的要求，从而促发了他的神经症发作。

使女性伴侣变得更加有需要、更加主动的同时，避孕药也在鼓励男性伴侣将性体验作为对自己的要求。美国心理学家甚至指责妇女解放运动释放了对女性的旧禁忌和抑制，甚至连女大学生都会要求性满足——当然要从男大学生那里索取了。这导致了新问题的出现，即所谓的"大学阳痿"或者"新阳痿"。①

　　我们可以在非人类层面上观察到类似的现象。有一种鱼类，雌性会经常"卖弄风情"地游动，来吸引雄性进行交配。不过，康纳德·洛伦兹成功训练出一条与其行为相反的雌性鱼，它会强烈地主动追求雄性。后者的反应如何呢？就像我们可能在男大学生那里看到的：对于性交完全无能为力。

　　至于避孕药，我们只讨论了它的副作用，即负面的影响。而如果从积极的方面来看，我们就必须承认它正起着无法估量的作用。如果爱确实体现为人类的性爱，那么药物就使得性与生殖的联系自动分离开来，从而使性爱成为表达纯洁爱情的方式。正如我们所说，人类的性绝不能仅仅作为一种为快乐原则服务的工具。然而，性的意义也不应该只是作为一种生殖本能所决定的生物行为。避孕药已经把性从这种暴政中解放出来，从而实现其真正的可能性。

　　维多利亚式的性禁忌和性压抑正在衰落，而性的自由已经开始。我们不能忘记的是，除非让自由存在于责任的名义之下，否则它可能会沦为单纯的准许和恣意妄为。

_____

① "女人已经了解了性高潮。"新英格兰公司性健康中心主任尼尔斯·A. 弗里德曼（Nyles A. Freedman）说，"对性功能的强调是有一定破坏性的，因为它会制造焦虑和对性功能的恐惧。性无能正在增加，这至少可以归因于男性太希望满足女性的期待了。"

第五章

症状还是疗法——一个精神科医生眼中的文学①

---

① 这是于1975年11月18日在维也纳希尔顿酒店举行的国际笔会上,作者作为受邀嘉宾发表的演讲。

无论文学作品中所谓的根源是异常的还是正常的，是无意识的还是有意识的，事实仍然是：写作往往被视为一种自我表达的行为。但是，我认为：有言说而后才有写作，而有思考才有言说，如果缺乏用来思考的东西，或者缺少有意义的东西，就不可能有思考。

当接到参加此次会议的邀请函时，我首先是有点犹豫。已经有非常多的现代文学家涉足了精神病领域——当然，那是一种相当过时的精神病学——而我却不愿意成为一名涉足现代文学领域的精神病学家。更重要的是，精神病学家对于现代文学的主题也没什么好说的。很多人认为"精神科医生什么都知道"，其实这种想法是完全错误的。比如说直到现在，我们这些精神病学家仍然不知道导致精神分裂症发病的真正原因是什么，更不知道怎样才能治愈它。正如我常说的那样，我们既不是"无所不知的"，也不是"无所不能的"，大家可以赋予我们的唯一一种神圣属性，就是"无所不在"——你可以在每个座谈会和每个讨论会上找到我们，就像今天这个会议一样。

我觉得我们应该停止神化精神病学，而开始将其人性化。那么，我们首先就需要学会区分人性与病理性。换句话说，一方面，区分出什么是精神或者情绪疾病；另一方面，区分出诸如什么是"存在的绝望"，即对现今普遍存在的无意义感的绝望——这是现代文学十分喜欢的主题。西格蒙德·弗洛伊德曾写道："当一个人开始寻找生命的意义及价值时，他就已经病了。"不过我认为通过寻找生命的意义，人们的人性会得以彰显。叩问生命的意义是一种人类层面的行为，叩问这样一种意义是否可以达到也同样是一种人类层面的行为。

退一万步讲，就算在特定情况下，我们得出的结论是作者真的是个病人，他得的不仅是神经症，而且是一种精神病，那么这是否能推翻他的作品所触及的真相呢？或者是否能否定他的作品的价值呢？我认为不能。二乘二等于四，这个表述不管是从一个正常人口中说出，还是从一个精神病人口中说出，它的正确性都不会受到影响。同样，我相信荷尔德林的诗篇或者尼采的哲学思想不会因为他们受过精神分裂症以及麻痹性痴呆（general paresis）的折磨而显得逊色。我非常肯定人们仍会阅读荷尔德林和尼采的作品，且他们的名字也会一直受到敬仰，而那些打开过这两例精神病"个案记录"的精神病学家们，却早已被人们遗忘。

病态的存在并不阻碍作家的工作，不过也不会支持。没有哪个患有精神病的作家是因为他的精神病而创造了一部重要作品，而有可能的是，这个作家尽管患有精神病，还是创造了那样一部作品。疾病本身是不具有创造性的。

写作与存在的空虚

近来，从精神病学的角度看现代文学已经成为一种时尚，特别是将其视为无意识心理动力的产物。因此，所谓的深度心理学已经开始发现它的主要任务，即揭露那些文学创作所隐藏的动机。请允许我引用一篇评论，来向大家展示一个作家是如何被放到我所说的"普罗克汝斯特斯之床"上的。这篇评论发表在《存在主义杂志》上，由一位著名的弗洛伊德主义者所写，是对歌德的热情评说。它是这样写的："在第1538页上，作者向我们描绘了一个天才，在他身上出现的症状包括了躁狂抑郁、偏执和癫痫症、同性恋、乱伦、窥阴癖、露阴癖、拜物教、阳痿、自恋、强迫性神经症、歇斯底里症、狂妄自大等。作者似乎只关注作为艺术产品基础的本能动力。它引导我们相信，歌德的作品只是前生殖器期固着的结果。他的斗争并不是为了理想、为了美、为了价值，而是为了克服一个令人尴尬的早泄问题。"①

我认为，一旦揭露式心理学家开始遭遇真实的东西，揭露就必须停止。如果他不在这个时刻停止，那么他所揭露的就是他自己的无意识动机，即贬低人类身上潜藏着的伟大品格。

人们可能想知道为什么揭露和揭穿的做法对读者如此有吸引力。当听别人说起歌德也是一个神经症患者时，我们会觉得这是一种安慰，至少可以说，他就像你和我以及其他所有神经症患者一样（并且

---

① 《存在主义杂志》，第5卷，1964年，第229页。

让没有神经症缺陷的人成为第一个向我们发起攻击的人）。这样说来，当听说某个人只不过是一只"没毛的猿猴"时，我们也会觉得这是一件好事；又或者他只是在本我、自我和超我的游乐场中被驱力和本能扣押的人质和玩物，只是调节和学习过程的产物，只是社会经济环境、烦恼和情结的受害者。

正如布莱恩·古德温（Brian Goodwin）曾观察到的："人们去直面这样的事情是件好事，去面对我们作为一个人，有时候只不过是这样或那样的东西而已，就像有时候人们相信良药必须苦口一样。"①在我看来，至少有一些喜欢揭露的人，在还原主义所鼓吹的无关紧要中享受着一种自虐的乐趣。

回到对现代文学的揭露现象，无论文学作品中所谓的根源是异常的还是正常的，是无意识的还是有意识的，事实仍然是：写作往往被视为一种自我表达的行为。但是，我认为：有言说而后才有写作，而有思考才有言说，如果缺乏用来思考的东西，或者缺少有意义的东西，就不可能有思考。这同样适用于写作和口语，因为它们总与其必须传达的意义有关。除非语言带有这一类的信息，否则它就不能被称为真正的语言。"媒介即信息"是错误的；相反，我认为正是信息本

---

① 《科学与炼金术》，发表于《游戏的规则：关于学术思考模式的跨学科论文》，伦敦塔维斯托克出版社，1927年，第375页。

身使得媒介成为真正的媒介。

　　语言不仅仅是自我表达，它还总是指向某种超越其自身的东西。①换句话说，它总是实现着自我超越，正如大多数人的存在一样。作为人类，常常会朝向某件事情或者某个人，而不会只盯着自己。他会以此实现某种意义，或者实现与另一个人的相遇，就像一双健康的眼睛一样，它看不到自己，也只有在它忽略自己、忘却自己、将自己完全奉献出来时，它的功能才能发挥到极致。忘却自己使其敏感，而奉献自己则使其具备了创造性。

生命无条件地存在着意义

　　凭借着人类存在的自我超越，人类成了一种寻求意义的存在，他们被寻求意义的意志所驱动。不过，时至今日，寻求意义的意志遭受了挫败。越来越多的病人来找我们这些精神病学家，向我们抱怨这种无意义的感觉，以及徒劳感与荒谬感背后的空虚。他们是这个时代群体神经症的受害者。

　　这种无意义感可能在某个层面上与今天的会议主题相关。现在

---

① 精神分裂症患者的语言除外。多年前，我通过实验得出结论：精神分裂症患者的语言并不指向一个客体，而仅仅是主体情绪的表达。

的世界，在这30年里相对和平，使得人们有机会抛开生存问题而开始思考。现在我们会问，除了生存，人类的终极意义是什么？——如果有所谓终极意义的话。用恩斯特·布洛赫的话说："今天，人们已经有能力开始思考以前只有在临终病床上才会思考的问题。"

像暴力和吸毒成瘾等全球性问题，还有惊人的自杀率，尤其是学校青年的自杀率，都是这种症状的一部分，一部分现代文学也是症状之一。只要现代文学仅仅用于自我表达，且仅以自我表达作为内容——只用来进行自我展示就更过分了——那么，它所反映的就只能是作者的无用感和荒谬感。更重要的是，这样做的同时，作者也在制造荒谬。这种现象很好理解，因为事实上意义只能被发现，而无法被发明。感受是无法被创造出来的，但无稽之谈可以。

照这样看，一个作家会试图用无稽之谈和荒谬来填补空虚，就一点都不奇怪了。

不过，另一种选择一直存在。现代文学不一定要成为今天大规模神经症的症状之一，它完全可以成为有助于治疗的手段。作家们若是已经历过由生命的无意义感引发的绝望，他们就可以将自己的苦难作为人类祭坛上的祭品。他们的自我揭露可以帮助深陷同样泥潭中的读者摆脱这一困境。

作者们可以提供给读者的还有另一种东西，即唤起读者团结一致的意识。这样做的话，文学中的这一症状就可以成为疗法。不过，如果现代文学要对人们进行这种治疗，或者要实现其治疗的可能性，就必须避免将虚无主义变成犬儒主义。比如，作者可能会与读者分享他自己的无用感，虽然只是冷嘲热讽地鼓吹存在的荒谬，但这也是一种不负责任的行为。如果作者无法使读者免于绝望，那他至少应该避免给他们种下绝望的种子。

明天我将荣幸地在奥地利书展上致开幕词。我选择的演讲题目是《作为疗法的书籍》，换句话说，我想谈谈通过阅读实现的自我疗愈。我会告诉听众们一个一本书改变了读者生活的案例，以及一些读者通过阅读书籍避免了自杀的案例。我还会谈论一些关于书籍在人们临终时或在监狱里有所帮助的案例。我会谈到亚伦·米切尔（Aaron Mitchell），他是旧金山附近圣昆丁监狱毒气室中的最后一名受刑者。当时我应典狱长的邀请去给囚犯们做讲座。当讲座结束的时候，一个人站了起来，并问我能不能对米切尔说几句话，他在几天之后将要接受死刑。那是一个挑战，而我必须接受它，于是我跟米切尔先生谈了些我自己在纳粹集中营里的经历：那时，我也曾生活在毒气室的阴影之下。

我告诉他，即使在那个时候，我也没有放弃这个信念："生命无条件地存在着意义。"因为要么生命都有意义——它必须保存其意义，即使它的时间十分短暂；要么生命都没有意义，若真的是这样，多活几年并使这种毫无意义的做法一直持续下去也不会有任何意义。

"而且，相信我，"我说，"即使是一种一直没有呈现过意义的生活，换句话说，一种已经被浪费掉的生活，在生命的最后一刻，人们仍然可以通过最后的选择对其赋予意义。"

为了说明这一点，我给他讲了列夫·托尔斯泰在小说《伊凡·伊里奇之死》中所写的故事。书中讲述的是一个60岁左右男人的故事：他突然得知自己将在几天内死去，但是通过洞察，他升华了自己，超越了自己，以至于在面对死亡时，而且是面对他已浪费了自己的一生这一事实时，他发现以前的生活几乎毫无意义，而在生命的最后时刻，他却能够补偿性地以无限的意义来充实自己的生命。

在亚伦·米切尔被处决前不久，他接受了《旧金山纪事报》的采访，他毫不怀疑自己已经完全理解了托尔斯泰的意思。

从这个案例中，你可以看到，民众可以从作者们身上获得多少好处，即使在极端的情况下也可以，而在接近死亡的情形下就更不需要怀疑了。你也可以看到作为一个作者，他身上的社会责任感所产生的影响力有多深远。确实，作者们应该拥有意见自由和表达自由的权利，但自由不是全部。自由需要由责任来平衡，否则它就可能堕落为恣意妄为。

第六章

运动——新时代的苦行主义①

---

① 该论文曾于1972年在慕尼黑奥运组委会主办的科学大会上被宣读过。

人们人为地制造了被富裕社会所赦免的紧张！他们通过向自己提出要求——自愿将自己暴露于压力情境中，就算只是暂时的——来为自己制造紧张。正如我所观察到的，这就是体育运动所产生的作用。人们对自己提出了如下要求：取得一种不必要的成就。在富裕的汪洋大海中，苦行主义的岛屿出现了！事实上，我认为体育正是现世的一种苦行主义形式。

我想谈一谈最广泛意义上的体育运动，也就是说，将体育作为一种人类现象来考虑。这意味着我要谈论真实的现象，而不是它在奥林匹克沙文主义统治下的堕落或在商业主义影响下的滥用。不过，只要我们仍坚持那种在当前动机理论中占主导地位的人的概念，就会阻碍对这个被称为体育的现象的真实探究。根据那些理论，人类是一种"有需要且需要满足这些需要的生物"，在最终的分析中，只有通过"张力的降低"来结束这种冲突，即为了维持或恢复被称为"内稳态"的内部平衡。"内稳态"是一个从生物学那里借来的概念，但后来有人证明那是站不住脚的。路德维希·冯·贝塔朗菲（Ludwig Von Bertalanffy）证明，生长和繁殖等原始生物现象无法用稳态原理来解释；库特·古尔德斯坦（Kurt Goldstein）甚至证明了，只有病理性运作的大脑才会无条件地尝试回避张力。

我认为，人类从来不关注这样的内在条件，而只关注世界上的某些事物或某些人——无论是为了某项事业，还是为了某个伴侣（这意味着伴侣不仅仅被视为一种满足需要的手段）。换句话说，人类的存在——只要它还没有被神经症扭曲——总是指向其他事物并与其相关联，我把这种特征称为"人类存在的自我超越性"。自我实现是可能的，但只有当它作为自我超越的副产品时才会达到。①

新"张力"理论

针对与"稳态理论"的不同，我想提出关于张力的以下设想：人非但不会关心张力的降低，反而非常需要张力，因此，他会寻找张力。但是，在这个时代，他找不到足够的张力，这便是他有时会自己制造张力的原因。

人不应该受到太大的张力，这一点我认为是无须讨论的。人需要的是一个适度的量，一个健康的量。②要求太高会导致疾病，缺乏挑战同样如此。从这个意义上来说，沃纳·舒尔特（Werner Schulte）曾指出，紧张感的释放是神经衰弱的典型原因。即使是"压力"这一概念的提出者汉斯·席尔（Hans Selye），最近也承认"压力是生命的调味剂"。更进一步来说，人需要一种特定的张力，即一方面要

---

① 不应将此与宗教意义上的任何超验事物相混淆。自我超越指的只是这样一个事实，即人们忘记自己、奉献自己得越多，他就越能够活得像一个人。

② 人类存在的特征不仅在于其自我超越性，还在于其自我分离的能力。我们还应该看到的是，真实状态与理想状态之间总是存在着某种距离，这对于我们人类来说是不可或缺的。而实证研究还表明，现实自我与理想自我之间如果冲突过少，会像冲突过多一样，也会对心理健康产生不利的影响。

在人与人之间建立紧张感，另一方面必须实现某种生命的意义。事实上，如果一个人没有面对任何任务的挑战，从而避免了由这些任务引起的紧张，那么某种类型的神经症——心灵神经官能症——就可能会发生。

因此，人们不仅在回避紧张，还在寻求紧张，特别是会寻求可能提高其存在意义的任务。正如近年来的实证研究所证实的那样，人们基本上是被我所说的"寻求意义的意志"所驱动的。

然而，当下有很多人无法找到这样的意义和目的。与西格蒙德·弗洛伊德的研究结果不同，人类首先要面对的不再是挫折，而是与存在议题相关的沮丧。与阿尔弗雷德·阿德勒的调查结果也不同，人们主要的困扰不再是自卑感，而是一种无意义感和空虚感，我将其称为"存在空虚"的状态。它的主要症状是无聊！19世纪时，亚瑟·叔本华说："人类似乎注定永远要在两个极端之间摇摆不定，那就是得不到的痛苦和得到后的空虚。"现在，我们显然已经到达了后一种极端。富裕的社会为人们提供了种类繁多的消遣方式，但人们看不到人生的目标，看不到生活的意义。而且，我们生活在一个闲适又散漫的社会里，越来越多的人有更多的时间花钱，但所花的钱通常没有什么意义。所有这些加起来就可得出一个结论：当人类处在多余的需要和紧张之中时，他们就失去了忍受这种状态的能力。更重要的是，他们没有能力放弃，但荷尔德林说得对——哪里有危险，哪里就有救援。因为富裕社会提供的紧张太少，所以人们开始制造紧张。

人们人为地制造了被富裕社会所赦免的紧张！他们通过向自己提出要求——自愿将自己暴露于压力情境中，就算只是暂时的——来为自己制造紧张。正如我所观察到的，这就是体育运动所产生的作用。人们对自己提出了如下要求：取得一种不必要的成就。在富裕的汪洋大海中，苦行主义的岛屿出现了！事实上，我认为体育正是现世的一种苦行主义形式。

不必要的成就是什么意思呢？我们生活在这样的时代：不需要走路——可以开车；不需要爬楼梯——可以乘电梯。但是，在这种情况下，人们突然开始攀岩！对于"没毛的猿猴"们来说，他们不再需要攀爬树木，所以他们开始刻意又自愿地爬山，攀爬陡峭的悬崖！虽然奥运会上还没有攀岩运动，但我希望能够允许我重点讨论一下攀岩运动的问题。

我之前说过，现在攀岩被人为地定义为必需品，但其实它本已退出了人类进化的历程。当然了，这种解释仅限于攀岩的第三级难度——没有任何猿猴能够进行超过三级难度的攀岩。即使是在直布罗陀悬崖周围攀爬的猿猴们，也无法应对上周在蒂罗尔州和巴伐利亚州的一些攀岩者遇到的困难。他们是首个在里约热内卢征服糖面包山（the Sugar hat）的登山团体。让我们记住攀岩第六级难度的技术定义——接近人类可能性的极限！所谓的"极限"攀岩者超越了人造必需品的范畴，他们对这种可能性很感兴趣，对于人类可能性的极限究竟在哪里非常感兴趣，他们希望把它找出来。可是，极限是一种虚无缥缈的东西，就像地平线一样，人们永远只会在接近它时又将其推向更远的地方。

还有其他一些关于体育运动的解释，那些解释不会对这种人类现象做出公正的判断。它们不仅绕过了世俗苦行主义的功能，还基于一种过时的、已被抛弃的动机理论，该理论将人描述为：为了摆脱他们内心的紧张，世界上的一切最终只能作为驱力和本能的满足方式，包括他们的攻击性冲动。然而，与这种封闭系统的概念相反，人是一种正在寻求实现意义并寻求与其他人相遇的存在，而这对于人类来说，绝不仅仅是一种攻击性和性驱力的实现方式。

然而，针对让人们摆脱这一切的替代方案——将它们升华的可能性，卡罗琳·伍德·谢里夫（Carolyn Wood Sherif）给出了警告，人类的概念不要停滞在封闭系统的幻觉里，比如说，通过将攻击性引入无害的活动（例如体育运动）来将其动能释放。相反，有大量研究（这些研究包括了动物行为和人类行为）证据表明，成功实施攻击性行动绝不是减少后续攻击性行为的方式，而是提高后续发动攻击概率的最佳方式。

大家可能会发现，在存在空虚中茁壮成长的不仅会有性的"生本能"（libido），还会有具备侵略性的"死本能"（destrudo）。

罗伯特·杰·利夫顿（Robert Jay Lifton）似乎同意我的观点，他说："一个人在被无意义感吞噬的时候，是他最容易被杀的时刻。"有统计学证据支持这一假设。

运动员如何实现自身的潜力

现在谈一谈我的体育理论如何应用于体育实践。我刚才说，人类很想知道他们可能性的极限，但是当接近它时，又会将它推得更远。从这一点可以看出，在任何比赛中，运动员都是在与自己竞争。他是自己的竞争对手，至少应该是这样。这不是什么精神道德处方，而是一种事实陈述，因为一个运动员，他与别人竞争的次数越多，击败的人数越多，他就越不能发挥出自己的潜力。

相反，他越专注于尽力而为，不过多关注成功与否，他的努力就越早也越容易得到成功的加冕。有些事情总是会回避直接的意图，它们只能作为想要得到的另一些东西的副产品来获得。当它们成为直接目标的时候，人们也就会失去这些目标。性的快乐就是一个例子：人们越是努力尝试得到它，就越得不到。

有些事情和体育比赛类似。尝试尽量做到最好，你就可能会成为赢家；总想着要赢，反而可能会失败，因为你一直处于紧张而不是放松的状态。更糟糕的是，你不应该试着证明你是最棒的，而要

试图找出 "谁是更棒的一个呢？是你还是你自己呢？"①事实上，伊洛纳·古森鲍尔（Ilona Gusenbauer）（他一直是跳高世界纪录的保持者，直到1972年慕尼黑奥运会才被打破）最近在接受采访时说："我不会告诉自己必须打败别人。"再举一个例子，奥地利国家足球队在中场休息时，他们以0∶2落后于匈牙利队。据他们的教练所说，在那时，奥地利队员们是"沮丧、气馁和悲观的"，但他们在中场休息后兴致勃勃地回到了赛场上。这期间到底发生了什么？当时教练赫斯特·斯坦尼（Herr Stastny）告诉队员们，他们仍有机会，但他不会因为失败而责怪他们，只要他们真的尽力而为。最终的比赛结果是2∶2——一个让大家对他们无比钦佩的比分。

驱使运动员前进的最佳策略就是要求他们与自己竞争，而不是总盯着别人。这种态度与"过度注意"是相反的，在意义疗法中，这个专业词汇表示的是一种神经症性习惯：一直将某物作为意愿和注意力的目标。"矛盾意向法"是意义疗法中的一种技术，旨在抵消"过度注意"。它已经被成功运用于治疗神经症，而且成功治好了美国棒球队教练罗伯特·L. 康泽普（Robert L. Korzep）的神经症。后来他认为，这种技术完全可以运用到体育运动中。

在加利福尼亚州圣地亚哥的美国国际大学意义疗法学院里，康泽

---

① 引自维也纳古老的著名喜剧。

普在以下演说中总结了他的经验: "我是一名体育运动教练, 对心态这个议题及其对团队输赢的影响非常感兴趣。我的观点是, 意义疗法适用于体育运动中出现的很多情况, 比如说压力、赛前焦虑、担心失败、缺乏自信等, 它对于提倡团队牺牲和奉献精神, 以及一些问题运动员也有效。在我的教练经历中, 我可以回想起在很多比赛中涉及个人和团体行为的突发事件, 它们或许可以通过意义疗法的技术得到补救。我对意义疗法中的矛盾意向概念为体育运动提供的可能性非常期待。"

多年来一直担任游泳教练的沃伦·杰弗里·拜尔斯 (Warren Jeffrey Byers) 也提到了一些关于将意义疗法应用于竞技游泳的经验: "意义疗法适用于实际的教练机制。每个教练都知道紧张感是杰出表现的敌人。游泳比赛期间紧张的主要原因是过度关注胜利或成功, 运动员可能会担心在下一个赛道上能否击败对手。在运动员高度渴望成功的那一刻, 他会表现得更差。如果运动员存在着过度意向, 他可能会失去对对手速度的感受。运动员会看着他的对手, 看他是怎样做的。在教导这种问题学生时, 我会向他强调在比赛中发挥好自己的水平有多重要。我也会使用一些矛盾意向法。过度注意还有另一个消极后果。我知道运动员在游泳比赛前可能会变得非常紧张和焦虑。他们会失眠, 特别是在比赛的前一天晚上, 而我的任务就是让他们冷静下来。我使用了一种去反省技术, 我希望运动员能够把注意力从他专注于赢得比赛这件事上移开，转而专注于如何好好地进行自己的比赛。如果运动员试图成为自己最好的对手，那么他将会表现出最好的状态。这些是意义疗法适用于游泳运动员和教练的几种方式。我觉得意义疗法可以成为一种强大的辅导工具。不幸的是，很多教练都没有见识过意义疗法。毫无疑问，当这个词通过与游泳相关的杂志向更多的教练传播时，意义疗法在游泳训练中的使用将会更加普遍。"

现在让我们听听一位曾是全欧洲冠军的运动员是怎么说的："我7年来一直保持不败的战绩，后来加入了国家队。现在我对自己施加了压力，我觉得必须赢得比赛，整个国家都希望我能赢。每场比赛开始前的那段时间都很难熬。"过度注意的强化还伴随着伙伴关系的恶化，"这些家伙"——他的队友们——"平常是最好的朋友，除了在比赛前的那段时间，因为那时候相互之间只有憎恨"。

与此形成对照的是E. 金·亚当斯（E. Kim Adams），他是我之前的一名学生，同时也是跳伞运动的冠军，他说起另一位明星运动员："真正的运动员只与自己竞争。目前跳伞运动领域的世界冠军是克莱·谢勒普（Clay Schoelpple），我们从小一起长大。他在分析为什么是美国而不是苏联赢得了最后的竞赛时说，苏联人只想着赢，而我只与自己竞争。"所以最终的胜利者必然是他了。

附记

　　特里·奥利克博士（Dr. Terry Orlick）是渥太华大学的体育心理学教授。他说："弗兰克尔所说的'矛盾意向法'值得推荐。你不用试图摆脱焦虑，而应该尝试坚持下去，随后焦虑就会自行消失。如果你非常担心在一件重要的事情开始之前会瘦掉2磅，那就试着先减掉4磅。一些运动员发现这种方法非常有效。我记得最近的两个案例，两个有焦虑倾向的运动员都认为'矛盾意向法'在对他们来说非常重要的比赛中相当有用。其中一名运动员在比赛开始前变得非常焦虑，他问自己：'我到底在焦虑什么？'然后他对自己说，'我要把我如此焦虑的情绪展示给他们看。当我试图增加我的焦虑时，它突然就消失了。'另一名运动员在参加世界冠军赛之前非常焦虑，以至于她开始反胃。她没有尝试着去放松，而是试着去充分体验它。她对自己说：'我很担心我会生病，然后想想这是多么荒谬啊，接着我开始大笑，再后来焦虑就消失了。'"

第七章

瞬时与必死：生命的终极意义①

---

① 本章改自一篇名为《神经症与对意义的探索》（Der seelisch kranke Mensch vor der Frage nach dem Sinn des Daseins）的论文，我曾于1947年2月19日在蒂罗尔州因斯布鲁克大学宣读过此文。

至于生命中不可否认的短暂性，意义疗法认为，这实际上只与实现意义的可能性有关，它是一种创造意义的机会，去体验和遭逢意义的机会。一旦这些可能性得以实现，它们就不再是短暂的，它们"成了"过去，也就是说，它们作为过去的一部分仍然以某种方式存在着。没有什么可以改变它们，也没有什么可以将它们抹去。

面对生活的短暂性，我们可以说未来还不存在，过去也不再存在，唯一真正存在的只有现在。或者我们可以说，未来一无所有，过去也一片虚无，而人从虚无中来，被抛进存在之中，又遭受着虚无的威胁。既然人类存在本质上的短暂性，那么，他们是否能在生活中找到意义呢？

存在主义哲学认为可以。在这种哲学中，所谓的"悲剧英雄主义"是指尽管短暂性充斥着我们的生活，但也存在着"对生活说是"的可能。存在主义把重点放在现在，尽管现在也是短暂的。

过去与永恒

在柏拉图和圣奥古斯丁的传统中，人们认为永恒才是真正的现实，而不是现在，这与基督教中寂静派（quietism）的观点正好相反。可以肯定的是，"永恒"的意义指代着一个同时包含着现在、过去和未来的世界。换句话说，被否定的既不是过去的现实，也不是未来的现实，而是关于时间本身的现实。"永恒"被视为一个四维的世界——不变的、死板的、已被决定了的。根据寂静派的看法，时间是人类想象出来的，而过去、现在和未来只是我们意识的幻想，一切都同时存在着。事件在时间顺序中并不互相关联，但那种看起来像时间序列的东西，只不过是我们的意识在"事件"中滑行而导致的一种自我欺骗，比如在现实世界中不同时间存在着的各个方面，便不受彼此的影响，但它们的确同时存在。

可以理解的是，寂静派的思想必然会导致宿命论：如果一切都已经"如其所是"，那么任何事情都将无法改变，而行动也失去了意义。这种宿命论是从一种"存在不可改变"的信仰中生发出来的，与存在主义中的悲观主义思想相对应，后者相信一切都是不稳定的、不断变化的。

意义疗法采用的是一种处于寂静派与存在主义之间的看法。这可以用沙漏（古代用来计算时间的器物）来比喻说明：沙漏的上半部分代表"未来"，这是即将到来的部分，而上半部分的沙子将穿过代表着"现在"的狭窄通道；沙漏的下半部分代表"过去"，这是一些已经通过狭窄通道的沙子。存在主义只看到了"现在"的狭窄通道，而忽略了沙漏的上半部分和下半部分，即"未来"和"过去"。然而，寂静派虽然在整体上看到了沙漏，但在他们眼中，沙子是一种不会"流动"而只是"如其所是"的惰性物质。意义疗法则认为，虽然"未来"的确是未知的，但"过去"已经是不可改变的事实。这种看法也可以用沙漏这个比喻来帮助理解。可以肯定的是，与所有的比喻一样，它也是有缺陷的。但正是通过其缺陷才能证明时间的本质，让我们一起来看一下：

当沙漏的上半部分已经流空时，我们可以把沙漏翻转过来。不过，时间是没有办法这样做的，因为时间是不可逆转的。沙漏与时间另一个不一样的地方是：通过摇晃，我们可以把沙漏当中的沙粒混匀，改变它们彼此间的相对位置；而这种做法对于时间来说，我们只可能实现其中的一部分，我们可以"摇匀"时间，改变未来——在还没有到来的将来，我们甚至可以改变自己——但过去是固定的。就沙漏而言，像这样的比喻看起来就是，一旦沙子穿过"现在"的狭窄通道，它就变得固定了，仿佛它被固定剂、防腐剂、保存剂处理过一样。事实上，一切都在过去得到了保存，它们被永远地封存了起来。

至于生命中不可否认的短暂性，意义疗法认为，这实际上只与实现意义的可能性有关，它是一种创造意义的机会，去体验和遭逢意义的机会。一旦这些可能性得以实现，它们就不再是短暂的，它们"成了"过去，也就是说，它们作为过去的一部分仍然以某种方式存在着。没有什么可以改变它们，也没有什么可以将它们抹去。一旦一种可能性经由人们的选择成为现实，它就"一劳永逸"地实现了，永远地实现了。

现在我们可以注意到，意义疗法将"对过去的乐观"与存在主义所提出的"对现在的悲观"对立起来。我曾用下面的比喻描述了两者之间的区别：悲观主义者就像这样一个男人，他恐惧又悲伤地看着他的日历，每天撕下一张，随着日子一天天过去，日历变得越来越少。然而积极对生活中的问题发起进攻的人，就像是另一个男人，他从日历上撕下每一张后，在日历的背面都会记上几笔，然后将它们小心整齐地保存起来。他可以骄傲而开心地回想这些笔记中所有的丰富内容，以及他已经度过的生活。如果有一天他发现自己老了，那么这会对他有什么影响吗？他有没有理由嫉妒他所看到的年轻人，或者努力怀念他已然失去的青春呢？他有什么理由去羡慕一个年轻人呢？是年轻人那无限的可能性，以及蕴含在其身上却仍未知的未来吗？"不，谢谢，"他会说，"我不再是可能性，我已是过去的事实，我不仅是已经完成的工作，已经爱过的人，我还是曾勇敢承受过的苦难。这些苦难是我最自豪的事情，尽管它们对于激发他人的嫉妒毫无用处。"

对于年轻人而言，他们不该让自己被一种普遍的鄙视所污染，那是一种以年轻人为主导的社会面对老年人时所产生的鄙视氛围。如果不注意这一点，一旦这些年轻人幸运地得以老去，他们就会看到昔日自己对老年人的那些鄙视成了一种自我鄙视。

意义疗法认为"正在进行的完成"（having been）仍然是一种存在方式，甚至可能是最安全的一种模式。在"于过去存在"（being past）一词中，意义疗法将重点放在了"存在"上。当马丁·海德格尔第一次来到维也纳时，他到我家来并与我讨论了这些问题。为了表明他与我上述"关于过去的观点"的一致性，他亲笔签下了如下两行字：

> 已然过去的，不会再来；
>
> 已成过去的，仍将永在。

死亡的意义

现在让我们思考一下意义疗法这一本体论的实际适用性，尤其是它的时间本体论。想象一个刚结婚一年就失去丈夫的女人，她十分绝望，并且在未来的生活中看不到任何意义。对于这样一个人来说，如果她可以认识到，那一年的幸福婚姻生活是谁都夺不走的，这将很有意义。这一段回忆就是一个宝藏，没有什么东西或什么人可以夺走。就算她在日后的生命中会保持没有孩子的状态，只要她那爱的体验已经得以收藏在名为"过去"的藏宝屋里，她的生命就不会变得完全没有意义。①

---

① 那种认为生育是生命唯一意义的假设显然是自我矛盾和自我攻击的。如果生命本身没有意义，那么它也不会仅仅因其永存而呈现出意义。

　　有人可能会问，这段记忆不是十分短暂的吗？比如说，谁能在这位寡妇死后还保存着这段记忆呢？我的回答是：无论是否有人记得，都不重要，就像世界上与我们一同存在的各种东西，不管我们是不是看着它们，它们都那样如其所是地存在着，不会因为我们看或者不看受到影响。

　　的确，我们死的时候带不走任何东西，但我们一生的完整性会在我们死亡的那一刻完成，它会留在坟墓之外，继续存在着。而当事情这样发生的时候，要看到的，不是"尽管已经过去，它们仍然留存"，而是"由于它们已经滑入过去，才使其得以留存"。就算我们已经遗忘，可从我们意识中溢出的东西，却不会在这个世界上消失。它成了过去的一部分，且作为世界的一部分继续存在。

　　去把人们仍然记住的部分辨认出来，是对我所谓的时间本体论的主观误解。这种本体论，与象牙塔中高度抽象的理论不同，如果我们运用苏格拉底式问句，那么，就连大街上的人都能轻松理解。这种事情曾发生在我的课堂上，那时我正对一个病人进行访谈，她当时表达了自己对生命短暂性的担忧。"迟早会结束的，"她说，"什么都不会留下。"我无法说服她相信生命的短暂绝不会减损其意义。于是我就试着通过问她一些问题来推进我们的谈话："你有没有遇到过某些让你十分尊重的人？""当然有，"她回答道，"我们的家庭医生就是一位很独特的人，他照顾病人十分周到，他为了病人而努力生活……""他死了吗？"我问。"是的。"她回答。"但他的生活非常有意义，不是吗？"我问道。"如果有什么人的生命是有意义的话，那他的生命就肯定是有的。"她说。"那么，这种意义会随着他的生命走到尽头而消失吗？"我又问。"不会的，"她说，"没有任何东西可以抹去他生命的意义。"我继续向她提出问题："如果没有一个病人对这位医生的付出表示感激呢？""意义还是存在的。"她低声说道。"甚至没有一个病人记得他曾经做过什么呢？"我又问。"还是存在的……"

为了更好地表达这部分内容，我想引用一段与另一个病人的访谈记录。她得了癌症，已是晚期，而且她也知道自己得了这样的重病。当我跟她谈起课堂上的这一例子时，我们进行了如下对话：

弗兰克尔：当你回顾自己的生活时，你会怎么想？来人间走一遭值得吗？

病人：嗯，博士，我必须承认曾经有过一段非常美好的生活。确实，生活很美好。我必须感谢上帝给予我的一切：我去了剧院，我参加了音乐会，等等。你看，医生，我作为女仆为一家人服务了很多年，我和他们一家住在一起，起初在布拉格，后来去了维也纳。为了那所有美好经历的恩典，我感谢上帝。

不过我仍觉得她对自己生命的终极意义有所怀疑，我希望能将她从怀疑中带出来，所以我将生命的意义带出意识层面，而不是任由她压制自己的怀疑。

弗兰克尔：你提到了一些非常棒的经历，但这一切都将要结束了，不是吗？

病人：（若有所思地）是的，一切都要结束了……

弗兰克尔：那么，你认为自己生命中所有美好的事物都会随之消逝吗？

病人：（更加若有所思地）所有那些美好的东西……

弗兰克尔：告诉我，你觉得有什么人可以破坏那些你已经经历过的幸福吗？把它们全部抹去？

病人：不，医生，没有人能把它们抹去！

弗兰克尔：或者，有什么人能将你在生活中遇到过的那些善良抹去吗？

病人：（她的情绪变得越来越投入）没有人可以把它们抹去！

弗兰克尔：你已经取得的成功和成就——

病人：没有人可以把它们抹去！

弗兰克尔：或者你曾经勇敢又真实地承受过的痛苦，有什么人可以将它们从这个世界上抹去吗？从你的记忆库中将它们夺走？

病人：（开始掉眼泪）没有人能夺走它们！（停了一下）这是真的，我承受了很多苦难，但我也努力勇敢并坚定不移地坚持我必须坚持的东西。医生，我认为痛苦是一种惩罚。我信上帝。

弗兰克尔：（试图让自己置身于病人的位置）但即使这样，有时苦难还是非常难以承受的，不是吗？是不是可以想象，上帝想要看看阿纳斯塔西娅·科特克（Anastasia Kotek）女士会怎样面对它们？而且可能上帝还需要承认："是的，她十分勇敢地面对了它们。"那么现在请告诉我，科特克女士，有什么人，可以把你的这一成就从这个世界上抹去吗？

病人：当然没有！

弗兰克尔：它们仍会存在的，不是吗？

病人：会的！

弗兰克尔：在生活中，最重要的是去实现某些目标，而这正是你所要做的。你已经充分利用了自己的痛苦。我祝贺你取得这一成就，并祝贺其他有机会见证这样一个榜样的病人们，（转向观众）看呐！这个人！（观众爆发出热烈的掌声）这掌声是给你的，科特克女士。（她开始哭泣）它关系到你的生活，这是一项伟大的成就。你可能为此感到自豪，科特克女士。能为自己的生活感到骄傲的人多么少啊……我应该说，你的生命是一座纪念碑，而且没有人能将它从这个世界上移除。

病人：（恢复了对情绪的自我控制）你所说的，弗兰克尔教授，是一种安慰。它让我感到安慰，的确，我从来没有机会听到这样的东西……（她慢慢地、安静地离开了演讲厅）

一周之后，她去世了。不过，在她生命的最后一周，她不再抑郁，反而充满了信念和骄傲。在此之前，她一直十分苦闷，为自己的无用而焦虑和痛苦。我们的访谈让她意识到她的生活是有意义的，一切都没有白费。她的最后一句话是："我的生命就是一座纪念碑，就像弗兰克尔教授说的，而且对于演讲厅里的所有观众来说都是如此。"

确实，一切都是暂时的——所有的事物、所有的人，无论是我们生出来的孩子，还是给予孩子生命的那一段伟大的爱情，或者是某种伟大的思想，这些都是暂时的。就算拥有特别美好的生活，没有被任何麻烦缠绕，人的生命可能也就只有70年或者80年。而一个想法也许只能持续7秒钟，就算这是一个很好的想法，就算它包含着让人信服的真相。

可是，即便是伟大的思想，也会像童年和伟大的爱情一样短暂，它们完全是暂时的，一切都是暂时的。然而，一切又都是永恒的。更重要的是，它们本身就是永恒的，甚至我们不必为此做任何事情。一旦我们将某种事物带到这个世界，永恒就会将其接管。但我们必须对自己选择去做的事情负责，为选择成为过去的那一部分和挑选放入永恒的事情负责！

一切都被写进了永恒的记录——我们的整个生活中。我们所有的创造、行动、相遇和经历，我们所有的爱和痛苦，所有这些都包含在永恒的记录之中，而且将一直存在。正如伟大的存在主义哲学家卡尔·雅斯贝尔斯所暗示的那样，世界不是用不明就里的代码写就的手稿，需要我们去破译："不，这个世界是我们必定会参与和决定的记录。"

这个记录具有戏剧性，日复一日的生活在向我们提问，我们受到生活的质疑，我们必须给出自己的答案。我想说，生活是一个持续终身的问答环节。至于答案，我会毫不厌倦地说："我们只能通过应答来回应生活，而回应生活的意义意味着对我们的生活负起责任。"

永恒的记录不会丢失，这是一种安慰和希望；而它也无法修改，这是一个警告和提醒。它提醒我们，由于没有什么可以从过去中消除，因此我们更应该将选择的可能性拯救到过去之中。事实证明，意义疗法不仅表现出"对过去的乐观主义"（与存在主义中"对现在的悲观主义"相反），而且表现出"对未来的行动主义"（与寂静派的

"永恒的宿命论"相反）。一切都将永远存储在过去当中，重要的是，现在决定着我们希望什么东西成为过去，并且通过"使它们成为过去的一部分"这一方式而将其永恒化。这是创造力的秘诀：我们正在将一些东西从未来的虚无转变为"存在着的过去"。因此，人类的责任在于一种"对未来的行动主义"，即从未来之中选择可能性；在于一种"对过去的乐观主义"，即通过将这些可能性拯救到"过去"这一避风港中，把这些可能性变为现实。

那么，这就是一切都如此短暂的原因：一切都稍纵即逝，因为一切都在从未来的虚无逃窜到过去的安全之中！就像被古代物理学家所说的"可怖的虚空"（horror vacui）支配了一样，所有的一切都在从未来的虚空冲向过去的存在中。这就是会在"现在的狭窄通道和入口处"发生拥堵的原因，一切都被挡住了，它们堆积起来，等待着被人们输送到过去，就像一件件事情成为过去，或者经由我们的某个创造和动作，经过我们的允许，得以进入永恒一般。

"现在"是一个界限，区分着"未来"的不真实与"过去"的永恒现实。同样，它也是永恒的"边界"，换句话说，永恒是有限的，它只延伸到"现在"，直到我们选择进入永恒的时刻。永恒的边界就是我们每个人在生命中做出决定的时刻，即决定哪些内容该进入永恒或者不该进入永恒的时刻。

我们现在明白，将"抓取时间"这句话理解为将事情放到未来是一个很大的错误。相反，我们应该通过将时间安全地输送并沉淀在过去，来将时间保存下来。

当沙子已经穿过沙漏上的狭窄通道，上半部分被掏空时，当时间已经从我们身上消失，生命完成了它的旅程时，会发生什么呢？换句话说，在我们死亡的时候，会发生什么呢？

死亡的时候，过去已经成为过去了，什么都不能改变。一个人不再有任何东西可供自己使用，没有心理，也没有身体，他已经失去了心理和物理上的自己。而剩下的，仍然存在的，只有自己的灵魂。

许多人认为，一个将死之人会在不到一秒的时间内回顾自己的一生，就像看一部"快放电影"一样。借着这一比喻，我们可以说处于死亡中的人自己就成了电影。他就是自己的生命，他已经成为自己生命中的历史。无论是好还是坏，他已经成为自己的天堂或自己的地狱。

这导致了一个悖论，即人类自己的过去是他们真正的未来。活人有未来和过去；而垂死之人在通常意义上来说没有未来，只有过去。死者没有生命，但他就是自己的生命，它"仅仅是过去的生活"这一事实并不重要，毕竟，过去是最安全的存在方式，因为过去正是那无法带走的东西。

这个"过去"在字面意义上可以解释为"完美的过去"，因为在那之后生命是完善的、完成了的。虽然在生命的过程中只有单一的既成事实通过沙漏的狭窄通道，但是在死亡之后，整个生命已经穿过了"现在"的狭缝，成了一个既成的事实！

这导致了第二个悖论——一个双重悖论。如果正如我们所说的那样，通过把某事放到过去来使它成为现实——要将它从短暂性中拯救出来，那么，是他让自己成了一个事实，他成了"创造"自己的那个人。他在出生时并没有成就的现实，在去世时却成就了，因为他在死亡的那一刻"创造"了自己。他的"存在自体"不是某种"已成为"的东西，而是正在变成的东西，因此只有在生命被死亡完成时，他才能完全成为他自己。

可以肯定的是，在日常生活中，人们倾向于误解死亡的意义。当闹钟在早上响起，并使我们从梦中惊醒时，我们会体验到这种觉醒，就好像有什么可怕的东西正在入侵我们梦中的世界一样。而且，因为仍然被梦牵绊着，所以我们常常不会（至少不会立刻）意识到闹钟会唤醒我们，使我们进入真实的存在中，进入我们在现实世界的存在中。但是，当我们接近死亡时，难道就不会采取类似的行动吗？难道我们就不会同样忘记，死亡会把我们唤回到自己真实的存在中吗？

就如同一只慈爱的手正在唤醒我们，它的动作是那么温柔，但我们没能意识到它的温柔。我们再一次把它当作对我们梦中世界的侵扰，从而有将其了结的尝试。同样，死亡看起来也是某种可怕的东西，我们几乎不曾想到它的意义是多么美好……

附记

特里·E. 祖尔克（Terry E. Zuehlke）和约翰·T. 沃特金斯（John
T. Watkins）已经"研究了对绝症患者进行意义治疗的有效性，通过
生活目标量表进行研究的结果显示，患者的目的感和意义感在他们的
生活中有了显著的提高"。

第八章

矛盾意向法与去反省法

"矛盾意向法"通过让病人故意体验其行为引起的可怕后果而不是去避免焦虑，来有效地暴露出他们的恐惧情绪。因此，如果一个病人的恐惧症状是害怕独自走路时会昏迷过去，那么治疗师就会鼓励他试着晕倒，结果病人发现他不但不会晕倒，还能够直面自己的恐惧。

矛盾意向法与去反省法是在意义疗法框架内发展出来的两种技术。意义疗法经常同时被归入人本主义心理学、现象学或存在主义精神病学的类别之中。不过几位作者有个争论的点，即意义疗法是这几个体系中唯一一个成功发展出真正意义上的心理治疗技术的疗法。他们所提到的，就是这两种被我命名为"矛盾意向法"和"去反省法"的技术。

矛盾意向法

尽管未曾以正式论文的形式将它发表出来，但我自1929年起就开始使用"矛盾意向法"，直到1939年才写了第一篇文章来介绍它。后来，我将它锤炼成一种治疗技术，并纳入意义疗法体系之中。从那以后，越来越多关于这一技术的文献表明，它是一种可有效治疗强迫症和恐惧症的方法，且常有学者证明它可以作为一种短程疗法来发挥作用。

为了更好地理解"矛盾意向法"，让我们把所谓的预期焦虑机制作为思考的起点：特定的焦虑症状会在患者身上唤起一种可怕的期望——"症状将会再度出现"。而且，恐惧总是倾向于准确地带来恐惧，预期的焦虑同样如此，并且可能会让患者产生"再次发生可怕事情"的焦虑，从而形成一种自我焦虑的恶性循环：症状引起焦虑，焦虑又引发症状，并且症状的反复又加剧了焦虑。

对于恐惧来说，有一种指向的客体，它就是恐惧本身：我们的病人常常会指向"对恐惧的恐惧"。仔细想一想，这种"对恐惧的恐惧"经常是由病人对自己的焦虑发作可能造成的后果引发的，他害怕自己最终会崩溃、晕过去、心脏病发作或者惊恐发作。但不幸的是，这种"对恐惧的恐惧"恰恰增强了他的恐惧。

"对恐惧的恐惧"最典型的反应是"从恐惧中逃走"，病人开始回避那些经常会引发他们焦虑的情形。换句话说，他们要避开自己的恐惧。这是任意一种焦虑神经症的开始，"恐惧症发作是为了回避某种焦虑情形所做的一种努力"。精于学习理论的理论家以及行为主义治疗师们已经肯定了这一发现。例如，艾萨克·M. 马克斯（Issac M. Marks）的观点是"恐惧症是由那种减少焦虑的机制维持着的"。相反，"通过让一个人面对他所害怕的情形，就可以停止恐惧症的恶化甚至予以消除"。

在意义疗法中，我区分了三种病理性模式，现在先介绍前两种。第一种就是恐惧模式，即"从恐惧中逃走"，它作为"对恐惧的恐惧"的反应，构成了这种模式的核心。第二种是强迫模式，相对于恐惧症案例中病人表现出"对恐惧的恐惧"，强迫性神经症患者表现出"对自己的恐惧"，要么他无法摆脱"自己可能会自杀或者杀人"这样的想法，要么他会害怕那些萦绕在大脑中的想法是精神分裂症的前兆。事实上，强迫性神经症的特征恰恰是保护他不至于成为真正精神分裂症患者的机制，可他要怎么才能明白这一点呢？

"从恐惧中逃走"是恐惧模式的一个特征，而强迫症患者的特点是"对于强迫的反强迫"。但是与强迫战斗得越多，反强迫就会变得越强大：压力会导致反压力，反压力进而会增加压力。[①]我们又一次看到了一种恶性循环。

---

① 最明显的一个例子是对亵渎神灵的强迫。

那么，怎样才能打破这种反馈机制呢？首先，我们应该考虑如何把患者从恐惧的旋涡中拯救出来。这恰恰可以通过"矛盾意向法"来实现，我们将此定义为一个过程，通过这个过程，鼓励患者去做，或者去想他们所害怕的事情会发生（前者适用于恐惧症患者，后者则适用于强迫症患者）。通过这种方式，我们让恐惧症患者摆脱了恐惧，让强迫症患者停止对抗强迫。在使用该方法后，致病的恐惧会被一种自相矛盾的愿望所取代，那种预期焦虑的恶性循环也将会陷入错乱当中。

如果读者们想要查看案例材料，可自行查阅相关文献。在这里，我只引用一些未发表的材料，首先是一封读者寄来的信件。

昨天我不得不参加一场考试，但考试前半小时却发现，我被恐惧吓得动都动不了。我看了看自己的笔记，脑子里一片空白。我学习了很久的这些东西现在看起来完全不熟悉，于是我变得惊慌失措："我记不住任何东西，这次的测试我肯定会一败涂地！"

　　我的恐惧随着所看笔记页数的增加而增加，我的笔记看起来越来越陌生，我出汗了，每次重新查看这些笔记时，我的恐惧都在增加！考试前五分钟我心想，如果我在考试期间仍出现这种感觉，这次考试肯定会失败，这时您的"矛盾意向法"浮现在我的脑海里。我对自己说："既然无论如何我都会失败，那么我就尽力做到失败！我会给那位教授一张槽糕的答卷，这会让他困惑好几天！我会写下一堆垃圾，一些与问题毫无关系的答案！我会告诉他一个学生是如何没通过考试的！这将是他整个职业生涯中最荒谬的考验！"考虑到这一点，当考试到来时，我咯咯地笑了起来。信不信由您，试卷上的每个问题对我来说都很有意义，我很放松，轻松自在。可能这听起来很奇怪，但实际上这是一种极好心情的体现！最终我通过了测试，并得了A。

　　顺带说一句，"矛盾意向法"也治愈了我的打嗝。如果一个人试图一直打嗝，他肯定是办不到的！

接下来我所引用的是另一封信，也许可以作为"矛盾意向法"的另一种说明：

　　我今年40岁，患有神经症至少10年了。我寻求过精神科医生的帮助，但没有找到缓解的办法（当时有过大约18个月的治疗）。在1968年一次讲座的问答环节，我听到有个人问你他应该如何应对对飞行的恐惧。我当时就竖起耳朵听，因为这也是我的恐惧症。我听见的便是你所说的"矛盾意向法"。你告诉他，想象着飞机爆炸并炸成了碎片，看到自己也被炸飞了！一个月之后，我乘飞机飞行了大约2500英里①，像往常一样，我很害怕。我手心出汗，也出现了些许心悸的症状，随后我就想到了你对那个人所说的方法。所以我想象着飞机爆炸了，我在云层中翻滚，朝地面冲去。在完成这个幻想之前，我甚至平静地想起曾经的一些业务谈判。按照这个方法，我试了好几次，直到我设法在想象中把自己摔到地上并摔成一摊血泥。

　　当飞机降落时，我很平静，并且享受着从飞机上俯视大地的美妙感觉。作为一个弗洛伊德主义者，我在训练和治疗方面都有着自己的习惯，我发现自己想要知道"矛盾意向法"无法触及的更深层次的病理学。不过，我现在想知道的是，有没有比病态资源更深入的治疗性资源，资源基本上是属于全人类的，它们可以通过矛盾的意图释放出来。

---

① 1英里=1609.344米。——编者注

咨询员达雷尔·伯内特（Darrell Burnett）报告了另一个案例，不是恐惧症，而是一例强迫症：

> 一名男子来到社区心理健康中心抱怨说，他必须在晚上睡觉前检查前门，甚至已经达到了两分钟内就要检查十次的程度。他说他曾试图说服自己，但无济于事。我就让他数数看他在两分钟内能检查前门多少次，并试着创造新纪录！起初他认为这很愚蠢，但三天之后，他的强迫症症状就消失了。

接下来是另一个案例的报告，我得感谢拉里·拉米雷斯（Larry Ramirez）提供了这个案例：

> 在我的咨询中经常能帮助到我，并且使我能够最有效地开展工作的技术是"矛盾意向法"。例如，琳达·T是一名漂亮的19岁的大学生，在她的预约卡片上显示她与父母之间存在一些问题。当我们坐下来时，我很明显地感觉到她非常紧张，说话有点结巴。按照自然反应，我会说"放松，这没什么的"或者"放轻松，不要把事情看得那么重要"，但从过去的经验来看，我知道让她放松只会增加她的紧张感。所以，我做了相反的事情："琳达，我希望你尽可能地紧张，尽可能做些紧张的

动作。""好的,"她说,"紧张对我来说很容易。"

她开始握紧拳头,晃动双手,仿佛在颤抖一样。"很好,"我说,"但是试着更紧张些。"在这种情形下明显能感觉到一种幽默,她说:"我真的很紧张,但我再也忍不住了。真奇怪,我越是紧张,就越紧张不起来。"在回顾这个案例时,我很清楚,使用"矛盾意向法"时,真正帮助到琳达的东西是幽默感,她开始意识到她首先是一个人,其次才是我的来访者。而且我首先也是一个人,其次才是她的咨询师。幽默最能使我们感受到自己的人性。

从穆罕默德·萨迪克(Mohammed Sadiq)的一篇论文中可以看出,幽默在实践"矛盾意向法"中的作用更加明显。

N是一位48岁的女士,被诊断患有歇斯底里症,身体总是发抖。她无法拿起咖啡,因为她会颤抖着把咖啡一次次地洒到桌子上。她无法正常书写或拿着书来阅读。有一天,她从房间里走出来,坐在桌子的另一边,坐在我的面前,开始颤抖。当时周围没有其他病人,所以我决定以一种非常幽默的方式来使用"矛盾意向法"。

治疗师:我们来比赛好不好,N太太?比一比谁抖得更厉害。

病人（惊讶）：什么？

治疗师：我们来比比看谁能抖得更快、抖得更久，如何？

病人：你也受着这种发抖的折磨吗？

治疗师：不，我没有，不过我也可以抖，如果我想要的话。（说着我就开始抖了）

病人：啊！不是吧！你抖得比我还快！（试着加快自己的抖动并开始笑）

治疗师：再快点！N太太！再快点！

病人：我做不到。（她开始累了）停下停下，我抖不动了。（她站起来，走到休息室，给自己倒了杯咖啡。她把整杯咖啡都喝光了，没有一滴洒在地上）

治疗师：挺好玩的，不是吗？

后来，每次当她开始抖的时候，我就会说："来吧，N太太，我们来比赛一下。"然后她就会说："好吧，会有用的。"

实际上，实践"矛盾意向法"，去做拉米雷斯和萨迪克所做的事情，调动和利用人类所拥有的幽默能力至关重要。A. A. 拉扎鲁斯（A. A. Lazarus）指出："弗兰克尔的矛盾意向程序中一个不可或缺的因素就是故意唤起幽默。"有一个病人，他总担心自己会出汗，后来治疗师要求他向观众展示真正的出汗是什么样子的，治疗师让他使劲出汗，达到可以把周围他所能接触到的东西都弄湿的程度。大卫·E. 拉斯金（David E. Raskin）和扎韦尔·E. 克莱茵（Zanvel E. Klein）1976年提出了这样一个问题："想要使抱怨最小化，还有比去赞同它更有效的办法吗？"不过，我们不应该忘记幽默感是人类独有的能力，毕竟，只有人能够笑，而动物则不能。

具体来说，幽默被视为人类特殊能力的一种表现形式，在意义疗法中被称为"自我分离"。我们不需要再像洛伦兹所做的那样，为它未能在治疗中站稳脚跟而感到惋惜，他曾说："我们还没有认真地对幽默进行过足够的思考。"我敢说，自1929年以来，意义疗法治疗师们一直在做洛伦兹所说的事情。在这方面最值得注意的是，最近行为治疗师也开始认识到幽默的重要性。这里我想引用I. 汉德（I. Hand）等人所做的研究，他们通过真实情境的暴露有效治疗了慢性广场恐惧症患者，他们观察到："在这组患者身上，令人印象深刻的有效机制是幽默。这是自发使用的，通常有助于克服困难。当整个小组受到惊吓时，就会有人用笑话来打破僵局，使小组内发出轻松的笑声。"

意义疗法认为，人类身上有两种能力：一种是自我分离的能力，另一种是自我超越的能力。此二者绝对是只有人类才有的能力。因此，任何还原主义者试图将其当作非人类现象并对其进行追根溯源的研究都是不会成功的。由于自我分离，人们能够开自己的玩笑，能够嘲笑自己，并嘲笑自己的恐惧。通过自我超越的能力，人们有能力忘记自己，奉献自己，并向外探求，找寻、实现自己存在的意义。可以肯定的是，人们在寻找意义的过程中也会感到沮丧，但这只能在人类层面上来理解。坚持如戈登·奥尔波特（Gordon Allport）所说的机器模型或大鼠模型的精神病学方法，就等于放弃治疗的资源。毕竟，没有一台计算机能够嘲笑自己，也没有哪只老鼠能问自己它的存在是否有意义。

　　这种批评并不是否认学习理论概念和行为治疗方法的重要性。与行为疗法相比，意义疗法只是增加了一个维度——独特的人类维度，能够在人类维度仅有的可用资源上集中注意力。从这个角度来看，挪威心理学家比亚恩·凯维豪格（Bjarne Kvilhaug）的看法是很有道理的，他觉得意义疗法可能会实现他所说的"行为疗法的人性化"。反过来，行为取向研究在经验上也证实了大部分意义疗法的治疗实践和理论。

　　正如W. 斯图尔特·阿格拉斯（W. Stewart Agras）所看到的那样："'矛盾意向法'通过让病人故意体验其行为引起的可怕后果而不是去避免焦虑，来有效地暴露出他们的恐惧情绪。因此，如果一个病人的恐惧症状是害怕独自走路时会昏迷过去，那么治疗师就会鼓励他试着晕倒，结果病人发现他不但不会晕倒，还能够直面自己的恐惧。"甚至在此观察之前,拉扎鲁斯就曾指出:"当人们任由他们的预期焦虑爆发时,几乎总会出现相反的反应——他们不再那么焦虑,当这种方法被多次使用后,他们的焦虑会彻底消失。"H. 迪林(H. Dilling)、H. 罗斯菲尔特(H. Rosefeldt)、G. 科克特(G. Kockott)和H. 海斯(H. Heyse)认为:"运用矛盾意向法所得到的好的、有时非常快的效果可以按照学习理论的思路来理解。"①

L. I. 拉宾索恩(L. I. Lapinsohn)甚至在神经生理学的基础上解释了矛盾意向法所获得的效果,这种解释与穆勒-海格曼(Muller-Hegemann)所做的尝试一样合理,其定位基本上是反射性的。这符合我在1947年提出的对神经症的理解:所有精神分析取向的心理治疗

① 鉴于意义疗法和行为疗法之间有许多相似之处,我们不应该忽视或否认其间的差异。我跟伊丽莎白·贝多亚(Elizabeth Bedoya)说,需要向她借用一个故事,来说明意义疗法中矛盾意向技术与代表行为疗法的代币法之间的区别。故事如下:"某某先生和他的夫人非常沮丧,因为他们9岁的儿子鲁迪每天晚上都尿床。他们向我父亲寻求帮助,告诉我父亲他们是如何打他、与他谈心、羞辱他、不理他的等。但是他们所做的一切都不能让鲁迪停止尿床,甚至情况越来越糟糕。我的父亲告诉鲁迪,接下来只要他尿了床,他就会收到5美分。鲁迪听完后告诉我说:'他会带我去看电影,还要给我买个棒棒糖,我知道我会赚到足够的钱。'但是,在下一次的来访中,鲁迪报告说他只赚了两个5美分。他告诉我父亲他每晚都很难尿床,因为他想赚很多的钱。鲁迪非常难过,无法理解到底发生了什么,尿床这种事情他可是从来都没有失败过的!"

基本上都涉及揭示神经症反射调节的首次情形，即第一次出现特定神经症状时的外在和内在状况。然而，正是这位作者的观点指出，形成已久的神经症不仅是由初次调节引起的，也是由二次调节引起的。反过来说，这种强化是由被称为预期焦虑的反馈机制引起的。因此，如果我们希望对条件反射进行重新调节，就必须解除由预期焦虑所引起的恶性循环，而这也正是我们的矛盾意向技术所做的工作。

行为治疗师不仅解释了"矛盾意向法"如何运作，还通过实验证明了它确实有效。L. J. 索利奥姆（L. J. Solyom）等人成功治疗了几位有4至25年强迫性神经症的慢性病患者。其中一人接受过4年半的精神分析，还有4人曾接受过电击治疗。治疗师们选择了两种症状，这些症状在患者身上的重要性和发生频率都大致相同，并且对其中一种症状使用了"矛盾意向法"，而作为对照的"控制组"没有接受治疗。虽然治疗期短（仅6周），但目标想法的改善率为50%。"有些被治疗者后来报告说，在治疗后，他们可以成功地将矛盾意向法应用于其他强迫观念"，与此同时，"没有发现任何替代性症状的出现"。治疗师们得出结论：单独使用矛盾意向法，或者与其他治疗方法相结合，对某些强迫症患者来说，可能是一种相对快速的治疗手段。

事实上，关于"矛盾意向法"的资料中包含了不少这种将意义疗法技术与行为矫正技术相结合的案例，一些行为治疗师已经证明通过添加诸如"矛盾意向法"的意义疗法技术，可以增强行为疗法所获得的治疗效果。M. 雅各布斯（M. Jacobs）引用了K夫人的案例，其中所使用的手法与这种折中主义是一致的，患者15年来一直遭受着严重的幽闭恐惧症的折磨：

> 能引起K夫人恐惧的情境扩展到了乘坐飞机、火车、公共汽车、电梯以及去电影院、餐馆、剧院、百货商店和其他封闭的狭窄空间……她居住在英国，自发病以来，这个问题让她变得虚弱不堪。她是一名演员，经常需要飞到国外，在各个舞台和电视台上表演……当时她在离开南非（她正在度假的地方）返回英国的前8天接受了治疗，然后返回英国……她担心自己会窒息而亡……接着治疗师就教导她使用思维中止技术，并告诉她可以用它来阻止任何"灾难性的想法"。随后又引入了弗兰克尔的矛盾意向技术，以进一步纠正她对恐惧症的认知和行为反应。治疗师告诉她，每当她开始对恐惧情绪感到焦虑时，不要试图打压和控制困扰她的症状和想法，她需要对自己说："我知道我没有任何身体上的问题，只是过于紧张和过度换气而已，事实上我想通过让这些症状变得尽可能明显来证明这一点。"治疗师告诉她，当她出现"当场窒息"或死亡的感受时，她需要试着夸大自己的身体症状。然后我教会她简短版本

的雅各布斯渐进式放松法，告诉她要练习在恐惧情境中用它来
保持冷静，但强调不要太努力地放松或对抗紧张。在放松的同
时，开始进行脱敏治疗……在她离开诊室之前，我指示她寻找
以前所有会引起恐惧的情境，例如乘坐电梯，去拥挤的商店、
电影院、餐馆等。最初我会要求她与她的丈夫一起去试验这些
情境，然后是她独自面对，去那些让她恐惧的地方并做下面这
种练习：按照教导的方式放松，如果她过度换气，就屏住呼
吸，告诉自己让它来吧，"我不在乎，我能处理它，让它达到
最坏的程度，我想要证明没有任何事情会发生"……两天后她
回来复诊，说自己已经执行了治疗师的指示，她去了电影院和
餐馆，并无数次乘坐电梯，她还乘坐过几辆公共汽车。而且就
在4天后，我们又见了一次，随后她就乘飞机前往英国。她保
持着目前所取得的进展，并且对她即将开始的飞行没有任何预
期焦虑。她说她一直试着乘电梯，坐公共汽车，去拥挤的商
店、餐馆和电影院等，没有出现任何焦虑或恐惧，她的丈夫证
实了她所说的这一切……后来，她写信给我。这封信在寄出的
两周后我才收到，她在信中说，她已经离开了南非，在回家的
路上没有遇到任何困难，她已经完全摆脱了恐惧症，回家后也
一直乘坐伦敦的地铁，这是她很多年都没有做过的事情了。在
结束治疗后的15个月，我碰到了K夫人和她的丈夫。两人都告

诉我，她再也没有出现过以前的症状。

雅各布斯还描述了另一位患者的症状，他是强迫症而不是恐惧症患者。T先生，患有恼人的强迫性神经症已经12年了。他尝试过各种治疗方法，包括精神分析治疗和ECT（电休克治疗），都未能起到什么效果。

> 他曾在过去的7年中对窒息产生了一种强迫感和恐惧感，发现自己很难吃或喝什么东西，因此他变得非常焦虑，并试图强迫自己吞咽，甚至出现了一些癔球症（globus hystericus）的症状。他还发现自己很难过马路，因为他觉得自己可能会在中途窒息……然后治疗师指示他刻意去做他所担心的事情，以及他想要避免的强迫行为，直到它们不再困扰他为止……治疗师还要求他在进食、饮酒或过马路时练习放松。治疗师使用"矛盾意向法"的技巧，给了他一杯水，并让他尽可能在喝水时让自己窒息，这是他无法做到的。治疗师还指示他每天至少要窒息3次……接下来的几次咨询中集中进行了进一步减少焦虑的技巧教学，并使用了矛盾意向技巧……在第12次治疗时，他以前的强迫症症状完全消失了。

还有一个病人：

薇姬是一名高中三年级的学生。她来到我的咨询办公室，哭着说她的演讲这门课要不及格了，尽管她在其他课程中都能获得A的成绩。我问她为什么这么害怕，知不知道自己为什么这么害怕。她说，当她每次站起来进行演讲时，她都很害怕，甚至无法说出任何话来，有时觉得连站在课堂上都无法做到。她有许多预期焦虑的迹象。于是我建议她进行角色扮演，她是演讲者，我是观众。我们进行了3天的角色扮演，这期间我都会使用行为矫正技术，对她进行积极强化。为她设定的积极强化物是，在她第一次在课堂上成功演讲后，就可以不再住校——这是她非常想要的。在做完这些练习的第二天，她还是没办法在课堂上进行演讲，又来到我的办公室哭泣。由于行为矫正方法失败了，我尝试了矛盾意向法。我坚定地告诉薇姬，明天她会向全班同学展示她是多么害怕，她要尽可能地哭泣、发抖和出汗，我给她演示了一遍。在演讲中，她想要证明自己是多么害怕，却没能做到。相反，她那天做了一次演讲，最终她的老师给了她一个A。

还有一位高中辅导员芭芭拉·W. 马丁（Barbara W. Martin），她

"先是使用了行为矫正技术，后来发现意义疗法更有效，更有助于高中生的心理辅导"。奥尔良教区监狱康复部的米尔顿·E. 伯格拉斯（Milton E. Burglass）甚至制订了一个72小时治疗咨询的实验方案。他将受试者分成了4个组，每组16人。一组被选为对照组，不接受任何治疗；一组被分配给接受过弗洛伊德精神分析训练的治疗师；一组被分配给接受过行为或学习治疗训练的心理学家；一组被分配给接受过意义疗法培训的治疗师。治疗后的访谈显示，大家对弗洛伊德式的治疗普遍不满，对行为治疗的态度无动于衷，而对在意义疗法中获益有着积极的评价。

在行为主义取向疗法中行得通的结合治疗，在精神动力取向疗法中同样行得通。一些精神分析学家不仅使用矛盾意向法，还试图用弗洛伊德的术语来理解它的作用。最近，唐纳德·斯桑索·哈林顿（Donald Szantho Harrington）在一篇未发表的论文中表达了他的看法，他认为矛盾意向法会有意识地启动O. 费尼切尔（O. Fenichel）所描述的逆恐（counterphobic）防御机制。在精神分析的模型中，矛盾意向法可以理解为：通过让来访者启动需要较少心理能耗的防御机制来应对现实，而不是以恐惧症或强迫症的方式。每次成功应用矛盾意向法后，本我冲动会得到满足，超我会成为自我的盟友，而自我本身就会获得力量并变得不那么受限制，这会使得焦虑减少、症状减弱。

不仅精神分析师和行为治疗师使用矛盾意向法，精神科医生还将其与精神科治疗中的建议法相结合。G. J. F. 布里格斯（G. J. F. Briggs）在皇家医学会的一次会议上报告了这方面的例子：

有人请我去给一个来自利物浦患有口吃的年轻人看病，这个年轻人是一名老师——很显然，口吃会妨碍教学。他最大的恐惧和担忧就是他的口吃，每当他不得不说点什么的时候，就会经历精神上的痛苦。他以前在讲话之前常常会将他要说的内容在心里先预演一遍，然后才能试着说出来。

他会很容易进入一种惊恐的尴尬状态。按照正常的逻辑，如果这个年轻人能去做一些以前他害怕做的事情，那么可能会起作用。我记得最近刚读到维克多·弗兰克尔的一篇文章，内容便是矛盾意向法。然后我向他提出了这个建议：“请你在本周末走出家门，向人们展示你是怎样一个快乐善良的口吃患者。而这次你还是会很失败，就像之前的失败一样，你会一直没有办法流利地讲话。”他在接下来的一周又来了，显得很高兴，因为他的讲话明显好多了。他说：“你知道发生了什么吗？我和一些朋友一起去了一家酒吧，其中一个人对我说，我以为你是个口吃患者，我说我之前的确是，但那又怎样？”效果非常棒！我不觉得这是自己的功劳。如果要说功劳，不考虑病人自身的话，只能归功于维克多·弗兰克尔，而不是其他任何人。

布里格斯将矛盾意向法与建议法进行了结合，但无论如何，治疗过程中总是没办法完全消除"给予建议"的做法。将矛盾意向法的治疗成功仅仅视为一种建议的效果是错误的。以下的报告是另一个口吃案例，可能会对这个问题有所启发。它是由杜肯大学的一名学生所写：

> 17年来，我口吃得非常厉害，有时根本说不了话。我求助过许多语言治疗师，但都没什么效果。我的一位老师让我看你的书《活出生命的意义》，当时是作为一门课程的阅读材料推荐给我的。我读了这本书，然后决定试试矛盾意向法。第一次尝试之后，我发现效果非常棒——口吃没了。接着，我列出自己通常会口吃的其他情形，再次应用了矛盾意向法，并成功地缓解了这些情形下的口吃。针对其中几种情形，我停止了矛盾意向法的练习，结果口吃又迅速恢复了。这是一个明确的证据，证明我口吃的缓解的确是由于矛盾意向法的有效使用。

矛盾意向法甚至可能在消极建议的情况下有效，也就是说，当患者"不相信"治疗方法的有效性时也可起效。例如，下面这个由社会工作者亚伯拉罕·皮努穆泰尔（Abraham Pynummootil）所做的报告，可以证明这一点：

一名年轻男子带着严重的眨眼问题来到我的办公室。每当他不得不和别人说话时，他都会快速地眨眼睛。有人问他为什么这样做，他便开始担心这个问题了。我建议他找精神分析师做咨询。经过几个小时的咨询，他回来说，精神分析师找不到他的问题的原因，帮不了他。我告诉他，下次当你和某人说话时，请尽可能快地眨眼睛，并尽可能快地向那个人展示你真的可以快速眨眼睛。他对我说"你一定是疯了"，因为他觉得真这样做的话，他会更加强化眨眼的习惯而不是摆脱它，所以他气冲冲地走出了我的房间。接下来的几周我都没有再听到他的消息或者碰见他。之后有一天，他又来了。这一次他很开心，告诉我最近都发生了什么。由于不觉得我的建议有什么用，他好几天都没想到过我说的话。在这段时间里，他的情况变得更糟了，几乎要精神错乱了。有一天晚上睡觉时，他突然想到了我的建议，然后对自己说："我已经尝试了所有我知道的方法，但是都失败了，为什么不试试那个社工的建议呢？"于是第二天，他遇到第一个人时，就做了第一次尝试，那是他的一个好朋友。他告诉朋友，当他说话时，会尽可能多地眨眼睛。但令人惊奇的是，在这段交谈中他根本无法眨眼睛。从那时起，他的眨眼习惯就变得正常了。几周之后，他甚至根本不会再去考虑自己是否会眨眼这个事情了。

弗里德里希·M.贝尼迪克特（Friedrich M. Benedikt）为成功接受矛盾意向法治疗的患者提供了一系列测试，以评估他们对建议的敏感性。事实证明，他们比平均测试水平更不容易受到建议的影响。而且，有许多患者开始使用矛盾意向法时，都坚信它不会有什么作用，但最终却成功了。之所以能有成效，并不是因为建议，而是不管在这个过程中有没有建议，矛盾意向法都会有效。我从我的另一位读者那里收到了以下这一报告，可以作为此观点的证据：

> 我在阅读《活出生命的意义》两天后，遇到了一件事情，它给了我一个测试意义疗法有效性的机会。那是马丁·布伯研讨班的第一次会议，我发言说自己不同意迄今为止各位所表达的观点。我在说这些话的时候，开始大量出汗。当我意识到自己出汗过多的时候，我感到更加焦虑，其他人也看到了我出汗，这更加让我汗流浃背。我当时立即回忆起书上那位咨询过

您的医生。我心想：我遇到了和书上类似的情况。

当时的我对心理治疗，特别是意义疗法一直持怀疑态度。在这种前提下，我确定那是一种做试验的理想状态，随即开始了对意义疗法的尝试。我记得您给那名医生所提的建议，于是我当场决定故意向那些人展示我多么容易出汗，我在思绪中反复呼喊，因为我要继续表达对那个主题的想法："再多一些！再多一些！再多一些！向这些人展示你能流多少汗，告诉他们！"在使用矛盾意向法后的两三秒内，我在心里笑了起来，接着汗水开始从我的皮肤上消失。我对结果感到惊讶，因为我并不相信意义疗法会起作用，而且那么快！我再次在心里对自己说："弗兰克尔博士真的在这方面很有作为！无论我怎么怀疑，实际上意义疗法都起效了。"

即使在课堂的教学环境中，矛盾意向法也可以成功地运用在儿童身上。下面我引用了小学教师波林·弗内斯（Pauline Furness）的案例，她同时是学校的一名咨询师。

11岁的利比经常会盯着其他孩子看。这些孩子向利比抱怨，向她发出威胁，但都无济于事。利比的H老师提醒，利比必须停止盯着别人。老师尝试过行为矫正技术、隔离、惩罚和一对一的辅导，但利比的症状更严重了。H老师是所有人里面最能帮到利比的了，于是我与她一起制订了一个计划。第二天上学前，她到利比的房间对她说："利比，今天我要你盯着安、理查德和路易斯。你一个一个地轮流盯着，每个人15分钟，要盯着他们一整天。如果你忘了，我会提醒你。除此之外没有其他的课堂作业，你只需要盯着他们。怎么样？"利比疑惑地看着H老师："但……但是，H老师，这听起来很傻。""一点都不傻，利比，我很认真的。"H老师回答。"看起来很傻。"利比说，随后微微一笑。这时，H老师咧嘴笑了起来："这看起来确实很荒谬，不是吗？想试一试吗？"利比脸红了。H老师向她解释说："如果我们强迫自己去做一些我们不想做的事情，就会打破之前的一些习惯。"开始上课时，当所有人都坐下来，H老师给了利比一个信号。利比看了一下H老师，然后走近她并向她恳求："我就是做不到！""哦，"H老师说，"好好再试一次。"

到那天结束时，利比盯着别人看的动作再也没有出现，H老师和利比都很开心。后来连续8天，H老师每天早上都向利比私下里提出这个问题："今天想盯着别人看吗？"得到的回答总是"不要"。利比再也没有回到她盯着别人看的行为模式中。她为自己的成功感到自豪，后来她问H老师是否注意到她盯人的行为已经停止了。H老师说她当然看到了，并对利比表示祝贺。在我们关于利比的最后一次顾问督导中，H老师向我报告说，利比已经获得了很多同学的认可，在提高个人形象方面也有了很大改善。"我喜欢用矛盾意向法，因为它提供了一个主题：让我们不要把生活太当回事，让我们从问题中解脱出来。如果我们能站在一边偷看它们并嘲笑它们，它们就会消失，呸！我经常对孩子们说这个，然后他们可以捕捉到开玩笑的意味。"H老师说道。

我们可以说，她抓住了这一技术的精髓，矛盾意向法实际上取决于人类的自我分离能力。

写这些案例并不是为了表示矛盾意向法在每种情况下都有效，或者让人觉得其效果很容易就可以达到。无论是矛盾意向法还是其他意义疗法，都不是万能的——万灵丹在心理治疗领域根本就不存在。然而，矛盾意向法可能对严重和慢性病例、对老年和儿童患者都有效。在这方面，克雷克、尼鲍尔、沃拉克、格尔茨、维克多和克鲁格都发表了大量研究成果。尼鲍尔报告的病例是一名65岁的女性，她患有洗手强迫症60年；格尔茨治疗了一位有24年恐惧神经症病史的女性患者；维克多和克鲁格接手的是一个持续了20年的强迫性赌博案例。即使在这么严重的病况下，矛盾意向法也获得了成功。可以肯定的是，在这些情况下，只有牺牲治疗师的全部时间和精力并且参与其中才能获得成功。克雷克治疗过一位强迫症律师，他的报告详细说明了这一点。这一律师个案由弗里德里希·M.贝尼迪克特发表，是慕尼黑大学医学院论文的一部分①：

> 这一案例的主角是一名41岁的律师，由于他的强迫性神经症，他提前退休了。他的父亲患有一种细菌恐惧症，这也许能说明他患病有着遗传方面的原因。②当他还是个孩子时，他常常用肘部去开门，因为害怕门锁可能受到污染（欧洲的门锁都是手柄，必须往下按，不像美国那样是可以旋转的门把手）。他过分关注清洁，避免与其他孩子接触，因为他们可能是病菌携带者。在小学和中学时期，他一直处于被孤立的状态。他很害羞，同学们总嘲笑他，因为他总是畏畏缩缩。他回忆起自己第一次发病时的情形——1938年，有一天晚上回家，他发现自己读一张明信片读了6次："我如果不看着它，心里就不能平静。"晚上，他觉得有必要阅读书籍，直到"一切都井然有

① 感谢伯克利意义疗法研究所所长约瑟夫·B.法布里（Joseph B. Fabry）博士将此报告由德文翻译成英文。——作者注
② 我赞同海斯的观点，即"遗传易感性几乎是一个必要条件"，至少就严重的病例而言。

序"。他避免食用来自落后国家的香蕉，因为他觉得这些香蕉与暗藏的细菌有关，尤其是麻风病菌。1939年，他开始出现"耶稣受难日狂热"症状，他害怕自己可能在不知不觉中吃了肉，或者违反其他一些宗教禁忌。读高中时，他在与别人讨论康德的《纯粹理性批判》时，接触到的思想是"这个世界可能并不真实"。

"这句话对我来说是真正决定性的打击，其他一切都只是前奏而已。"他抱怨道。这成了他强迫症的中心主题。他开始担心"百分之百"①地做正确的事情。他不断地根据严格的仪式寻找自己的良心，他说："我建立了一种形式体系，我仍然需要对它进行观察。"因为他害怕触摸到一些神圣的东西，所以他不得不绕着每一个十字架转圈。他开始重复某些短语，例如"我没有做错任何事"，以逃避惩罚。在战争期间，他的症状有所减弱。他的同伴们嘲笑他不跟他们一起去妓院。他对性的知识一直保持在非常天真的状态，而且不知道性交时男性需要勃起。

一个女孩告诉他，他有些不对劲，因为他缺乏男性应有的攻击性。他有过一些被认为是成功的精神分析和催眠治疗，

---

① 对于"百分之百"作为强迫性人格结构的构成特征，参见我1955年的文章。

因为在那之后他实现了勃起。然而，这些治疗并没有使他的强迫症症状消失。1949年他结婚了。他重新回来治疗后，最初关于性的治疗效果消失了。那时，他已经完成学业并从大学毕业。他曾在警局工作，后来又在财政部工作，但因为工作效率低下而失去了这些工作机会。他再次咨询医生，但他的症状并没有改善，不过后来他又找到了一份在铁路上的工作。在此期间，他不允许女儿靠近他，因为他害怕自己可能会虐待她。自1953年以来，他的强迫症症状开始加重。1956年，他读了一篇报道，说的是一位患有精神分裂症的护士掏出了自己的眼球，他开始害怕会对自己或孩子做同样的事情。他说："我越是与这一想法搏斗，情况就越糟糕。"数字对于他来说具有重要的意义。晚上，他觉得必须把三个橘子放在桌子上，否则他将完全无法休息。他再次换了工作。1960年他接受了一名心理学家的治疗，但没什么效果。1961年他又尝试了顺势疗法和针灸治疗，但都失败了。1962年，他进了精神病院，在被诊断为精神分裂症后接受了45次胰岛素休克治疗。他在被解雇之后的那天晚上，出现了一次崩溃，"一切都不真实"这一想法彻底压垮了他。"从那天开始，"他说，"这一中心主题一直威胁着我，使我陷入深深的麻烦当中。"随后他出国接受治疗。1963年，他接受了工作疗法，而且认为至少部分是有效的。在那一年，他换了20份工作，包括导游、票务代理和打印机助理等。但是，从1964年起，他的强迫症症状变得更严重了，根本没有办法继续工作。在此期间，他最常出现的想法是"我可能已经挖出了某个人的眼球，每次在街上遇到一个人，我就必须转过身来，以确保我刚才没有这样做"。他的病让家人无法忍受。他被诊断为"严重的强迫性神经症"并被送到波利克林克（Poliklinik）医院。在医院经过检查，没发现他有器质性问题，对他进行药物治疗可以使他平静下来。开始进行心理治疗的第一天，他不安、紧张，不停地看着门，看自己是否挖出了哪个人的眼球。

　　当有孩子路过医院附近的耳鼻喉诊所时，他都会绕着他们走。他不断地通过某些"仪式性"动作来确保自己没有伤到任何人。他一直瞪大眼睛看着自己的手，害怕它们可能挖出别人的眼球，以至于他眼里的玻璃体液都干掉了。第2天，医生对他开始了长时间的一般性讨论，在整个治疗期间，克雷克医生持续致力于对他的内疚感进行研究，还有他与母亲、妻子和孩子的关系，他不断变换的工作，以及他对"一切都不真实"这一想法的痴迷等。他担心自己最终会被锁进医院里，或者会被疯狂所驱使而开始攻击儿童，然后他被定性为一个"疯子"。克雷克医生向他解释了强迫行为和强迫思维之间的区别，并向他指出，正是由于他的病，他无法伤害任何人。

他的病是一种强迫性神经症，会确保他不会犯下他所想的罪行，即他非常害怕自己可能会挖出别人的眼球，这正是他无法执行这一强迫性想法的原因。第4天，他似乎感觉比之前更加平静和放松。第5天，他说他不确定自己是否正确理解了这一切，于是一次又一次地要求克雷克医生保证他的解释在全世界和任何时候都是有效的。第6天至第10天，与他的对话继续进行，他问了许多问题，这些问题都得到了详细的回答，他似乎没有前几天那么焦虑了。第11天，矛盾意向法最重要的一点是向患者解释：不是要压抑自己的思想，而是要让思想在自己身上充分展现出来；尽情地想它们不会导致他所担心的行为。他应该试图用嘲讽或者幽默的态度来面对他的那些想法，之后他将不再害怕他的强迫性思想，如果不与它们做斗争，它们就会自动消失。无论他担心什么，他都应该真正地去做那些事情，作为一个强迫性神经症患者，他可以做到。克雷克医生将对他所做的任何事情负责。第15天，他更加积极地开始配合治疗，并在克雷克医生的陪同下走进医院，在真实情境下实践矛盾意向法。

一开始，医生指示他说出一些话，例如："好吧，现在我们去掏别人的眼球！首先，我将把病房里所有病人的眼球都挖出来，然后找到那些医生，最后是那些护士。只挖一次是不够的，每只眼球我都会对着它挖五次。这些人在这里遇到我之后，离开时必定都已成了盲人。这里的那些清洁女工，她们总得有些什么事情做，对吧？那就这样，把满地的眼球留给她们清理。"或者另一组话语："啊，这有一名护士，我可以把她的眼球挖出来。在一楼有很多来找她的人，我可以有好多事情做。这是一个挖很多人眼球的好机会！他们中有一些大人物，把他们的眼球挖出来会很有价值……在我挖完之后，将不会留下其他任何东西！"这些话语在变化中被实践并应用于每一个强迫性想法中。

在这些练习中，克雷克医生需要亲自与他一起做这些事情，因为一开始他会表现出极大的抵抗。他担心自己仍然有可能成为强迫性想法的牺牲品，而且，他并不真的相信这种方法会有什么作用。只有在克雷克医生告诉他该怎么做之后，他才同意合作。他重复了医生让他说的话，并在医院里练习了"一种有趣的行走方式"。后来他承认，他真的很享受。在这些初步练习之后，他被送回自己的房间并被要求继续练习矛盾意向法。那天下午，羞涩的笑容第一次掠过他紧闭的嘴唇，他说道："我第一次感到我的想法真的很傻！"在第20天，他表示自己现在可以毫无困难地应用该方法。从这时开始，医生让他自己练习矛盾意向技巧，只不过是通过提前思考来预防他的强迫性思维，而不是在遇到某个人，开始想挖对方的眼球时。在接下来的几天里，他继续练习，但克雷克医生仍在帮助他。他练习的范围扩展到耳鼻喉诊所的孩子，医生鼓励他以某种借口去诊所，并自相矛盾地说："好吧，现在我要去弄瞎几个孩子，这是我完成每日任务的时候了。但我不会做任何事情，尤其不会对我的强迫性思维做任何事情。"或者说："我必须有很多强迫性的想法。它们会给我一个个练习矛盾意向技巧的机会，所以当我能够再次回家时，我已做好了充分的准备。"第25天，他告诉克雷克医生，他在医院里几乎已经没有任何强迫性的想法了，无论是对成人还是对孩子。有时，他甚至会忘记使用矛盾意向法。当他的脑海中确实出现一个强迫性想法时，那种想法也不再能够吓到他了。他先前一直摆脱不掉的"一切都不真实"的想法也遭到了矛盾意向法的打击。

他的练习语是："好吧，所以我生活在一个虚幻的世界里。这里的桌子不是真的，医生也不是真的，即使这样，这个'不真实的'世界也不失为一个生活的好地方。顺便说一句，我的这一切想法都证明了我真的在这里。如果我不是真实的，我就不可能进行着这样的思考。"在第28天，医生第一次允许他离开医院。他很害怕，因为他不认为自己可以在医院外使用那些话语。医生建议他以这种方式表达他的想法："所以我现在出去，会在街上引起灾难。我会在医院外面掏眼球。我会掏出每一个人的每一只眼球，没有人能躲开我的袭击。"他带着极大的疑虑离开了医院。回来后，他高兴地报告说他成功了。尽管他感到忧虑，但他能够使用所学的话语。和他在医院的经历不一样的是，在街上他确实有过强迫性的想法，但它们并没有吓到他。在一个小时的行走中，他只转身过两次。在转身时，他曾想过自己没有及时使用矛盾意向法。

　　他在第32天的报告中说："我几乎没有再出现过于强迫性的想法，如果有，它们也影响不了我。"在第35天，他被送回家并以定期复诊的方式继续他的治疗。他在离开医院时的状况是这样的：在医院里，他不再有更多的强迫性想法；在街上散步时仍然会有一些，但他已经学会自己设计话语来对付它们。强迫性想法不再是他日常工作中的障碍，他很快找到了一份愿意接受他的工作。在前两周，他每天都会去找克雷克医生报告他的情况，并接受一些建议。之后他的复诊周期变为每周3次，4个月后变为每周1次。再后来他只是不定期地继续着他的治疗。他很好地适应了新工作（他的老板对他的表现很满意），而且能够每天练习矛盾意向技巧。工作期间，他几乎没有注意到任何强迫性的想法，它们只是在他过度疲劳时才会出现。在复活节前不久，即治疗的第5个月，他对耶稣受难日产生了焦虑，担心在那天他可能会在不知情的状况下吃肉。他与克雷克医生讨论了即将发生的情况，他们一起设计了如下措辞："我要喝下大量的汤，里面有肉，我看不到它，但是，作为一个强迫性神经症患者，我肯定会那样做。对我来说，喝这样的汤不是罪过，而是治疗。"之后的一周，他报告说他在复活节期间没有遇到任何麻烦，他甚至不再需要矛盾意向法。

可是在治疗的第6个月，他复发了，强迫性的想法又回来了，于是他再次使用了矛盾意向法。在那之后的两周，他恢复了自我控制，不再出现任何强迫性的想法。他确实偶尔会复发，但在一些治疗过程中可以得到很好的处理。克雷克医生建议他在非常担心情况会变得更糟的时候，立即找自己商量。在第7个月，他声称自己的强迫性想法已经消失得无影无踪，只有在他承受压力或身体疲惫时才会出现。在一个周末，他找到了一份导游的工作，这是他喜欢的工作。在一次旅行后——他多年来第一次踏足维也纳以外的土地——他报告说这是一次巨大的成功。"我现在可以掌控所有的情况了，"他说，"我的想法不再能困扰我了。"在第7个月末，他继续和家人一起度假，可以毫不费力地度过那段时光。之后的3个月，他再也没有出现在克雷克医生的诊疗室。正如他后来解释的那样，他感觉良好，不再需要任何医生。他认为自己没有必要在那段时间里使用矛盾意向法。在这3个月的时间里，他一直没有强迫性的想法。"这是前所未有的。"他说。虽然有时会出现强迫性观念，但他不再感到会被迫采取行动。他还学会了平静地对出现的强迫性观念做出反应，它们不再影响他的日常生活。治疗的成功可以从如下事实中看出：赫尔·H出院后持续工作了整整14个月，并且中途没有换过工作。

在强迫性神经症中通过矛盾意向法所获得的效果必须参照如下事实进行评估："强迫症的预后可能比其他神经系统疾病的预后更差。""最近一篇对12项研究进行总结的文章显示，来自7个不同国家的关于强迫性神经症的研究结果发现，有50%的患者未有改善。"8份关于强迫性神经症行为治疗的研究报告称，只有"46%的已发表病例可以被认为处于改善状态"。

最后强调一点，人们长期以来都认为，矛盾意向技术有助于治疗失眠症。在此我想引用另一个案例，其中萨迪克使用这项技术为一位已对安眠药产生依赖的54岁女性进行了治疗。一天晚上10点左右，她从房间里出来，随后和治疗师进行了以下对话：

病人：可以给我开点安眠药吗？

治疗师：不好意思，今天没办法给你安眠药了，我们的药用完了，而且晚上忘记进货了。

病人：噢，那我怎么睡觉？

治疗师：嗯……我想你今晚需要试试在没吃药的情况下睡觉。（她走进自己的房间，一直躺在床上约两个小时，然后又出来了）

病人：我真的睡不着。

治疗师：嗯……那么你为什么不回到房间里，躺下，然后试着不要睡觉呢？让我们看看你是不是能够保持一整晚都不睡觉。

病人：我觉得我是疯掉了，可现在看起来你也疯掉了。

治疗师：有时候疯一下也挺好玩的，不是吗？

病人：你认真的？

治疗师：嗯？

病人：让我别睡觉。

治疗师：当然是真的。去试试看。看看你是不是能够坚持一整晚不睡觉，我会在每次巡房时就叫你一次来帮你保持清醒，如何？

病人：行。

"那天早上，"萨迪克总结道，"我去叫她吃早餐的时候，她还在睡觉。"在这种情形下，我想到杰伊·哈里（Jay Haley）曾讲过的一个故事："在一次催眠课上，一个年轻人对弥尔顿·艾瑞克森（Milton Erickson）博士说：'你或许可以催眠其他人，但你催眠不了我！'艾瑞克森博士邀请他到台上来，让他坐下，然后对他说：'我希望你保持清醒，更广泛的清醒，比广泛……更广泛的清醒，比更广泛……更广泛的清醒。'随后那个人就迅速进入了深度睡眠状态。"

尽管矛盾意向法解决了失眠问题，但如果失眠症患者不了解一个已确定的事实，即身体会为自己提供真正需要的最小睡眠量，那他可能会犹豫是否应该继续使用它。所以患者不必担心，可以放心地使用矛盾意向法，换句话说，为了让变化能够发生，她应该希望拥有一个不眠之夜。

R. W. 梅德利科特（R. W. Medlicott）使用矛盾意向法不仅改善了患者的睡眠，还影响了他们的梦。他报告说，自己在恐惧症病例中特别使用了这项技术，并发现它对精神分析取向的精神科医生非常有帮助。然而，最引人注目的是："沿用非洲某部落一直使用的方法，试着将该方法应用于噩梦，并在几年后于《跨文化精神病学》杂志上报道其进展。该患者的病情在医院有了很大的改善，她一开始是因为严重的抑郁神经症被送到医院的。医生鼓励她练习矛盾意向技巧，最终的结果是，她能够回家了，而且担负起了自己的责任，并能有效地面对自己的焦虑。然而，一段时间后她又回到医院，抱怨她的睡眠受到噩梦的干扰，经常梦见有人追着她并对她开枪，或者拿刀追杀她。她的丈夫经常被她的尖叫声吓醒，然后不得不摇醒她。医生指示她以后一定要把这些梦继续做下去，站在那里被枪杀或者被刀刺杀，并且告诉她的丈夫，如果她发出尖叫，在任何情况下都不要叫醒她。下次我再见到她时，她告诉我说不再做噩梦了，虽然她的丈夫抱怨说她常在睡梦中发笑。"

在某些情况下，即使有幻听等精神病的表现，也可以尝试矛盾意向法。以下内容引自萨迪克的论文：

弗雷德里克是一名24岁的精神分裂症患者，他的主要症状是幻听。他听到了嘲笑自己的声音，他感到被别人威胁。当我跟他谈话时，他已在医院里待了10天。弗雷德里克凌晨2点左右走出他的房间，抱怨说他睡不着，因为那些声音不让他睡觉。

病人：我睡不着，能给我些安眠药吗？

治疗师：你为什么不睡觉？有什么东西困扰到你吗？

病人：是的，我听到有些声音在取笑我，我没办法摆脱它们。

治疗师：嗯，你有没有和你的医生讨论过这些问题？

病人：他让我不要理会它们，但我做不到。

治疗师：你有没有试过把注意力放到它们身上？

病人：这些天我一直在努力，但似乎没什么用。

治疗师：你想不想做一些不一样的尝试？

病人：什么意思？

治疗师：去躺在你的床上，尽可能地注意这些声音，不要让它们停下来。试着听到越来越多的声音。

病人：你开玩笑的吧？

治疗师：我没开玩笑。你为什么不试着好好享受一下这些鬼东西呢？

病人：可是医生……

治疗师：试一下？

于是他决定尝试一下，大约45分钟后，我去他的病房查看，他睡着了。早上我问他昨晚是怎么睡着的。"哦，我睡得很好。"他原话就是这么说的。我问他是否听了很长时间那些声音，而他说："我不知道，昨晚我很快就睡着了。"

这个案例让我想起了J. 休伯（J. Huber）访问过的一家禅宗精神病院，该医院的信条是："与痛苦共存，而不是抱怨它、分析它或者试图避免它。"在这种背景下，他提到了一个病情已经十分严重的尼姑的案例：

> 她的主要症状是总看到一些蛇在她身体上爬行，她对此十分畏惧。医生、心理学家和精神病学家都曾为她治疗过，但都没能帮到她。最后，有人带了一位禅宗精神病院的医生过去。他只在她的房间里待了5分钟。"你有什么困扰？"他问。"很多蛇爬过我的身体，很可怕。"尼姑回答道。那位禅宗精神病学家想了一下，然后说："我现在必须离开，但我会在一周内回来看你。我走了之后，你要仔细观察那些蛇，这样当我回来时，你就能够准确地向我描述它们的动作。"7天之后，他回来了，发现尼姑正在做她该做的事情，她已经恢复到生病前的状态。他向她致意，然后问："你有没有听从我的指示？""有，"她回答说，"我把所有注意力都集中在蛇的身上了。可是，唉，我再也看不到它们了。因为当我仔细观察它们时，它们就消失了。"

如果矛盾意向法有一定的价值，但长久以来都没有人发现过它，那么这是很奇怪的事。当然这是不可能的，而且我认为它会一次又一次地被重新发现。意义疗法必须使其成为一种科学上可接受的方法。然而，关于方法论，应该指出的是，在那些已经成功应用了矛盾意向法并随后发表了他们的技术经验的医生中，有许多人从未接受过任何关于意义疗法的正式培训，也从未观看过意义疗法治疗师的操作，甚至没有看过任何课堂示范，他们只是从该领域的文献中学到了这一方法。我们可以从以下的摘录中，看到人们通过阅读介绍意义疗法的相关书籍，通过自己实践矛盾意向法而从中受益。这部分内容引自另一封来信：

> 5个月来，我一直在芝加哥寻找有关矛盾意向法的信息。我先是通过您的书《医生与灵魂》了解了您所说的方法。从那时起，我给不同的地方打了很多电话。我在我们的《芝加哥论坛报》上发出了一则广告（"想知道有没有人懂得矛盾意向法，或者因广场恐惧症接受过矛盾意向法治疗……"），广告持续了一周时间，但未收到任何回复。那么，为什么我还在试图找到更多关于矛盾意向法的内容呢？因为在这段时间里，我使用了矛盾意向法，尽自己的所能从书中的例子开始学习。我患有广场恐惧症14年了。24岁时，我因为另外一个问题在一位弗洛伊德主义精神科医生那看了3年的病。在第3年，我崩溃

了。我不能再工作，甚至不能外出。我妹妹必须尽其所能地支
撑我的生活。经过4年的自我调整，我把自己送进了一家州立
医院，那时我的体重已经降到了84磅。6周后，我的病情在医
院里有所改善。但几个月后我再次崩溃了，我根本没办法离开
那座房子。这次我去找了一个催眠师，进行了两年的治疗，也
没有多大的帮助。我感到恐慌、发抖、虚弱，我担心惊恐发
作。我害怕商店、人群、宽阔的地方等。14年来都没有什么改
善。几个星期前，当想到您的方法时，我开始感到紧张和害
怕。我对自己说："我会向街上的每个人展示我是多么恐慌和
崩溃。"之后我似乎平静了下来。我来到附近的一家小店，结
账时，我又感到紧张和恐慌了，我注意到我的手都在冒汗。我
不想逃跑，那个店员已经快要结完全部物品了，于是我用矛盾
意向法对自己说："我会向这个男人展示我有多容易出汗，他
会非常惊讶的。"等到我拿到我的东西，开始走在回家的路上
时，我才意识到我已经不再紧张和害怕了。两周前我们社区的
嘉年华开始了，以前想到这些我就会紧张和害怕，但这次我离
开家之前对自己说："我要试着在舞会上让惊恐发作，还要让
自己崩溃。"

　　我第一次在狂欢节中走向了人群。是的，有几个时刻害怕
的想法会出现，我开始感到恐慌，但每次我都会使用矛盾意向

法。每当我感到不舒服时，我就用您的方法。我在那儿待了3个小时，许多年来，我从未享受过这样的过程。很久以来，我这是第一次为自己感到骄傲。从那时起，我做了许多以前没有做过的事情。不，我还没有完全好起来，也没有去做许多我能做的更大的事情。在我外出时，我知道自己与之前相比已有些不同。有时我觉得我从未生过病，使用矛盾意向法让我感觉自己更强大了。我第一次觉得自己有了一些可以反击的东西。对抗恐慌，我不会对它们感到无助，我试过很多方法，但是没有一种方法可以让我快速解脱，而您的方法可以，虽然它并不是我做过的最困难的努力。我相信您的方法，因为我只读了一本书，自己试了试，真的就只是这样……顺便提一下，我也使用过矛盾意向法来帮我度过一些不眠之夜，它能让我在短时间内入睡。我的一些朋友也能够成功使用它。

另外，这位病人还报告了她尝试过的一项实验：

当我上床睡觉时，我会想象自己正处于一个会使自己恐慌的场景中。我想做的是在家里练习矛盾意向法，所以当我出门的时候我会好好的。好吧，在以前（使用矛盾意向法之前）我会尝试让自己保持冷静，就像我只是在想象之中一样，而在这些情况下我会看到自己慢慢变得不安起来。现在（我试图在自己的想象中尽情恐慌，随后我开始使用矛盾意向法）我不害怕了，不再恐慌。我猜这是由于我明明很想恐慌，但又做不到。

另一个自己实践矛盾意向法的例子如下：

星期四早上，我从睡梦中醒来，不安地想："我永远不会好起来了，我该怎么办？"好吧，随着时间的推移，我越来越沮丧。我能感觉到眼泪开始往下掉，我感到非常无望。突然间，我想到了对这种抑郁症使用矛盾意向法。我对自己说，我要看看我能够变得多么沮丧。我心想："我会变得抑郁并开始哭泣，每到一个地方就哭个不停。"在我的脑海里，我开始想象从脸颊上流下了大颗大颗的泪珠，我继续想象着我哭得很厉害，以至于泪水淹没了房子。在我的思绪和幻想中，我开始大笑。我想象着我姐姐回家说："埃丝特，你到底在做什么，你是不是哭得太厉害了，把房子都给淹了？"弗兰克尔博士，想到这整个场景，我就开始笑，笑得很厉害，甚至开始害怕笑得太厉害了。然后我对自己说："我会笑得那么大声，以至于所有邻居都会跑过来看看谁笑得这么厉害。"这似乎让我的抑郁症缓和了一些。那是星期四早上，今天是星期六，抑郁没有再出现。我猜那天使用矛盾意向法时，就像是试着在镜子中看到自己，然后某种东西起了作用，于是让抑郁停了下来。看着镜子，我哭不出来。顺便提一下，我写这封信并不是为了寻求帮助，因为我已经帮到了自己。

只有将矛盾意向技术理解为一种资源利用或资源调动的方法时，人们才可能通过对自己使用这种技术来实现"自助"。这就是矛盾意向法能在不知不觉中起效的原因。下面是路文·A. K.（Ruven A. K.）的一个案例：

　　我期盼着自己接下来能在以色列军队中服役，因为我发现了我的国家为生存而斗争的意义。因此，我决定以最好的方式参与到这一使命当中。我自愿参加军队中的最高级部队，成为一名伞兵。我接触到了十分危险的情况。例如，第一次跳伞，我恐惧万分且浑身发抖，我试图隐藏这一事实，但我却抖得更厉害了。于是我决定让我的恐惧尽可能地展现出来，让身体尽可能地抖。过了一会儿，我的发抖竟然停了下来。我无意中使用了矛盾意向法，令人惊讶的是，它是有效的。

有一个相反的例子：矛盾意向法的基本原则不仅在不知不觉中被

使用了，而且是在不情愿的情况下被使用的，但获得了成效。这是我让哈佛大学的学生乌里埃·梅索拉姆（Uriel Meshoulam）所做的一个案例，他向我提交的报告如下：

> 他被征召到澳大利亚军队里，并确信他会因为口吃而避开征兵。简单来说就是，他曾三次尝试向医生证明他说话有多困难，但都没能做到。具有讽刺意味的是，他最后因高血压而得以回家。直到今天，澳大利亚军队可能都不相信他是一个患有口吃的人。①

不但个人可以无意中使用矛盾意向法，而且群体也可以。就像

---

① 在这里我还想到了伊丽莎白·卢卡斯（Elisabeth Lukas）博士在一个专业杂志上发表过的一个案例（1977年7月，第32—33页）：“安妮莉丝，54岁，已婚，没有孩子，患有严重的抑郁症，已经接受过精神药理学治疗。然而，她仍然害怕复发。治疗师用矛盾意向法来帮助她处理她的抑郁。医生让她与抑郁症保持距离，并使用她的幽默感。当她有预期的焦虑时，治疗师开出了如下处方：‘现在，我的一段小小的沮丧时间已经来了，我已经很久没有试过了，可能今天这顿午餐是个好机会，让我抑郁到吃不下饭’，或者‘好吧，你这个抑郁症，只是试着抓住我，抓住我那些美好的感觉，但今天你抓不到我’，或者‘我不知道我的问题是什么，我再也没有办法抑郁了，以前的我的确十分擅长。我必须远离这些练习。一切看起来都那么光明开朗，而我在抑郁中本该是那么悲伤，一切都如死灰一般，我应该深深地绝望’。在过去的半年里，安妮莉丝没有复发，而且可以越来越少地使用矛盾意向法。”

J. M. 奥克斯（J. M. Ochs）所指出的，不仅禅宗精神病学中有类似矛盾意向法的操作，其他形式的"部落精神病学"中似乎也使用了很多后来由意义疗法学者们整理而变得更加系统化的治疗原则。因此人们会说"伊法卢克（Ifaluk）治疗的基本原理是意义疗法"；还会说墨西哥裔美国民间精神病学家萨满（Shaman），"那个巫医（Curandero）是一名意义疗法治疗师"。华莱士（Wallace）和沃格尔森（Vogelson）曾指出："部落精神病学系统经常使用的心理治疗原则已被西方精神病学系统所认可。看来，意义疗法是两者之间的一个联结点……"

对于森田疗法（另一种来自东方的疗法）也有类似的说法。I. 山本（I. Yamamoto）和 J. 罗伯特·努南（J. Robert Noonan）证明，森田疗法与弗兰克尔的矛盾意向法具有很多的相似性，"根据大卫·K. 雷诺兹（David K. Reynolds）的观点，这两种方法采用了非常相似的治疗策略，却分别于千里之外被独立发现"。但是，正如努南所说，森田疗法反映了东方人的世界观，而西方人的世界观则是意义疗法的基础。雷诺兹的结论是："弗兰克尔代表了一种文化，在这种文化中，个人主义是至高无上的，理性主义需要发现个人的目标；而森田则代表了一种以群体为导向的文化，在这种文化中，传统将目标定义为一些既定的内容。"

因此可以看到，尽管并不是很系统地实践着意义疗法，但不同族

群和人群都孕育着它的出现。出于同样的原因，意义疗法已经预见到
行为治疗师会或多或少循序渐进地重新发现它。简而言之，人们过去
已经预见到意义疗法的出现，且意义疗法本身也已经预见到了未来。
在过去的10年里，神经症患者已经与意义疗法密不可分，比如说，根
据意义疗法，"对恐惧的恐惧"会由病人对恐惧的潜在影响所感到的
担忧引起。瓦林斯（Valins）与雷（Bay）进行的一项实验证实了意义
疗法的假设："患有蛇恐惧症的学生在观看幻灯片时，给予他们错误
的心率听觉反馈，也就是在看到蛇的时候，让他们认为自己的心率没
有加快。这一操作程序会使被试者对蛇的回避行为明显减少。"

　　意义疗法认为，"对恐惧的恐惧"会导致"从恐惧中逃走"，
而当这种致病模式已经定型时，恐惧症才真正开始出现。矛盾意向法
通过使患者产生完全倒置的想法，避免患者产生逃离的意图，以此来
避免从恐惧中逃走。这与马克斯的发现完全一致："只有当病人再次
面对恐惧状况时，他才能真正克服恐惧症。"同样的原理可通过行为
主义取向的满灌疗法来实现。正如S. 拉赫曼（S. Rachman）、R. 霍
奇森（R. Hodgson）和马克斯所解释的，实施满灌疗法时，医生会
"鼓励并说服患者进入最令人不安的情况"。同样，在被称为"延长
暴露"（prolonged exposure）的行为主义取向治疗中，J. P. 华生（J.
P. Watson）、R. 盖恩德（R. Gaind）和马克斯在论文中讨论过，要
鼓励病人尽可能快地接近恐惧对象，并且不鼓励回避。马克斯明确承

认满灌疗法与矛盾意向法有某些相似之处。马克斯也注意到矛盾意向法与"现在被称为模型化的方法"非常相似。同样，我们在首次发表于1967年至1971年之间的那些行为主义技术中也可以发现与矛盾意向法的相似之处，例如，"焦虑激发""现场暴露""内暴（想象暴露）""诱发焦虑""预期修正"和"延长暴露"等。

去反省法

在通过意义疗法区分的三种致病模式中，到目前为止，我们已经讨论了两种——以"从恐惧中逃走"为特征的恐惧模式，以及强迫症模式，其特征在于强迫与反强迫之间的冲突。那么，第三种模式是什么呢？它是性神经症模式，其特征还在于患者自身的冲突。然而，在这里，患者不是与别的东西做斗争，而是与性快感做斗争。这是意义疗法的教义之一，人越是以快乐为目标，就越容易失去它。

每当性能力和性高潮成为意愿的目标时，它们也就成了注意力的目标——在意义疗法中，我们使用的术语是"过度意愿"和"过度反思"。这两种现象互相促进，进而建立了反馈机制。我们可以看到患者为了确保性能力和性高潮，会注意自己的表现。在同样的程度上，注意力从性伙伴身上移开了，也从性伙伴所提供的可能引起患者性感受的刺激上移开了。结果，性能力实际上就下降了。这反过来又增强了患者的过度意愿，并形成了恶性循环。

过度意愿　　　　　过度反思

　　如果要打破这个循环，就必须借助离心力的力量。患者不应该努力争取性能力和性高潮，而应该成为他自己，献出他自己。他不应该总是盯着自己，而是要忘记自己。为了实现这个目标，换句话说，为了抵消患者的过度反思，意义疗法已经开发出另一种治疗技术——"去反省法"（de-reflection）。

　　卡赞诺夫斯基（Kaczanowski）提供了一个关于"去反省法"的性问题案例，更确切地说，是一例关于阳痿的意义疗法的治疗。卡赞诺夫斯基的病人据说是"一个幸运的人，他与他所遇到的最迷人的女孩结成了夫妻"，可以理解的是，"他想给她带来最大的性快感，这是她应得的，也是她理所应当的期待"。卡赞诺夫斯基推断，患者"绝望地追求性生活上的完美及过度的男子气概"可能是导致他性无能的原因，他成功地帮助病人"看到真正的爱有许多值得培育的地方。病人开始明白，如果他爱他的妻子，他可以只向她展现自己本来的样子，而不是总想着给她一个性高潮。她的快乐将会是他的态度的结果，而不是目标本身"。

更重要的是，除了避免病人自我挫败地"争取快乐"的做法，卡赞诺夫斯基还完全按照我在1946年用德语和1952年用英语描述过的方式完成了去反省：他告诉病人和病人的妻子，在一段不确定的时间内不应该尝试性交。这条指令减轻了病人的预期焦虑。几周后，病人打破了约定，妻子想过要提醒他之前医生所说的话，但幸运的是，她最终也忽略了这一点。那时，他们的性关系已恢复了正常。补充一点：在此之后，他们幸福地生活了很多年。

我在描述这种方法的文章中曾指出，在形成过度意愿时，一个决定性的因素是：患者对性生活质量的需求。这种质量需求可能是由如下因素引起的：（1）某种情形下看起来像是"别吹牛，马上证明给我们看"（Hic Rhodus，hic salta）①；（2）患者（他非常使劲地想要达到快乐）；（3）性伴侣。在第三类病例中，只要患者采取主动，就有能力性交。

---

① "Hic Rhodus，hic salta" 出自《伊索寓言》中的一则寓言，直译过来是："这是罗德岛，就在这里起跳！" 在这则寓言中，一名运动员吹嘘自己曾经在罗德岛的一场跳远比赛中取得了惊人的成绩。旁观者要求他不要只是让证人帮他证实曾经的成就，而是要在现场再跳一次给大家看看。——译者注

近来，又有两种新的因素成了性无能的病因：（1）来自性伴侣的压力；（2）来自群体的压力。在这里，对于性能力的高要求，源于一个专注于成就的社会，这种倾向将重点扩展到了性能力的范畴。

G. L. 金斯伯格（G. L. Ginsberg）、W. A. 弗洛什（W. A. Frosch）和T. 夏皮罗（T. Shapiro）指出"增加女性的性自由"，结果使得"新近自由的女性对性行为的表现开始提出要求"。同时，斯蒂威特（Stewitft）在医学杂志《脉搏》（Pulse）上报道了牛津当地的性无能案例。她指出，女性到处要求性权利。难怪金斯伯格、弗洛什和夏皮罗会总结说："现在年轻男性更频繁地抱怨自己出现了性无能的症状。"这些结论依据的是各大洲的多项调查结果，而这些结果似乎也证实了意义疗法所假设的性无能病因。至于群体压力，只需要想想四处泛滥的色情片和性教育就能明白了，这两者都已成为现代大规模的产业。"隐秘的推行者们"正在默默进行着他们的事业，大众媒体也在为他们服务，营造出各种性需求的气氛。

为了说明性神经症的意义疗法，我想引用一部相关的英文出版物。以下技术被尝试用于消除病人的伴侣对他的性要求。"我们建议病人告知他的伴侣，他向医生咨询了他的困难，而医生说他的病情并不严重，进行干预后会很有效。然而，最重要的是，医生要完全禁止他接下来的性生活。他的伴侣现在不能期待任何性活动，而病人会感到'释然'。通过这一'释然'，他可以从伴侣的性要求中解放出来，他的性能力或许可以再次展现出来，不会受到'对他的期待或要求'的干扰或阻碍。他的伴侣不仅会惊讶于他变得正常的性能力，还会惊讶于听从医生的建议竟然可以达到这样的效果。当病人不再有其他目标挡在面前，而是呈现出成熟的前戏和应有的柔情时，恶性循环才会遭到破坏。"

正如芭芭拉·J. 萨哈金（Barbara J. Sahakian）、威廉·S. 萨哈金（William S. Sahakian）以及其他作者所说，上面我所概述的方法，W. H. 马斯特斯（W. H. Masters）和V. E. 约翰逊（V. E. Johnson）在1970年对人类性缺陷的研究中也发现了，而那是我在1946年就用德语出版过的内容。鉴于意义疗法将预期焦虑和过度反省作为性神经症病因学中的重要致病因素，人们可能会对马斯特斯和约翰逊的观点提出质疑，他们认为"既不要害怕自己在性生活中的表现，也不要害怕相关的旁观者——这些旁观者已经被证实为影响性功能的首要障碍物"。

我在1946年发表的方法可由以下案例来说明，该案例的报告来自我先前在美国国际大学所教的学生迈隆·J. 霍恩（Myron J. Horn）：

一对年轻的夫妇抱怨他们的性生活不和谐。妻子经常对丈夫说他是一个糟糕的爱人，并扬言她将会通过外遇来满足自己。于是，我要求他们每个晚上一起裸体躺在床上，每次至少要这样待一个小时的时间，以便进行下一周的治疗。我告诉他们可以做点亲吻之类的事情，但在任何情况下都不能做爱。他们回来时，说他们试着不发生性行为，却做了三次。我显得十分生气，要求他们下周再试一次，一定按照我的指示行事，但不能做爱。在这一周的中间，他们打电话告诉我无法遵守约定，并且每天都要做爱好几次，后来他们再也没有找过我。一年后，我遇到了这个年轻妻子的母亲，她告诉我，这对夫妇再也没有出现过性生活上的问题。

即兴艺术在性无能的治疗中起着决定性的作用。在此我要感谢约瑟夫·B. 法布里（Joseph B. Fabry）提供了他之前所经手的一个案例，从中可以看到即兴创作的可能性和必要性：

在我讲述了去反省法的操作之后，其中一位参与者问我，是否可以将这项技术应用在她的男友身上——她的男友发现自己不能勃起。他是在与他有过短暂关系的女孩发生性关系的时候发现这一问题的，现在和苏珊（该参与者）在一起时也是如此。我们决定使用弗兰克尔的方法，要苏珊告诉她的男友，她正在看医生，医生给了她一些药物，并告诉她一个月内不要性交。他们的身体可以相互接触，甚至可以做除实际性交外的任何事情。一周之后，苏珊反馈说这一方法很有效。她的男友是一名心理学家，他在治疗性问题方面接受过马斯特斯和约翰逊的严格指导，并常常在这些问题上为他的病人提供建议。4周后，苏珊说他的症状复发了，但她已经新创了一种方法并"治愈"了他。由于她不能再重复医生告诉她的谎言，她就对男友说，她很少能够达到性高潮，那天晚上她要求他不要做爱，而是帮助她解决性高潮的问题。这一方法再次起了作用。她很有创造力，这表明她确实很好地理解了去反省法的工作原理……从那之后，她的男友再也没有出现过性功能障碍的问题。

如我在开头所说的，苏珊巧妙地运用了"离心力"。为了帮助她的男友克服过度意愿和过度反思，为了使他放下自己、忘记自己，她扮演了一个病人的角色，而她的男友则扮演了一名治疗师的角色。

我现在要引用的报告，涉及的病人患有性冷淡，而不是性无能。我在1962年发表了这份记录：

病人是一名年轻女子，向我抱怨说自己对性很冷淡。她的病史表明，她在童年时代遭受过父亲的性虐待。然而，这种创伤经历本身并不是她性神经症的起因。如果按照流行的精神分析文献来看，病人显然一直生活在一种可怕的期望中，即"她的创伤经历有朝一日可能会对她再次造成伤害"。这种预期焦虑导致了她对女性气质的过度意愿，使得她过度地将注意力集中在自己而不是伴侣身上。这足以使病人丧失性快感的最佳体验，因为性高潮成了意愿和关注的对象。虽然我知道短期内意义疗法可以帮到她，但我故意告诉她，她需要在候诊名单上等几个月。不过，暂时来说，她不应该担心自己是否有能力达到性高潮，而应该将注意力放在她的伴侣身上，更多地关注伴侣身上任何能让她感受到爱的东西。"你要答应我，别再管到底会不会高潮，"我向她提出这一要求，"这是我们在治疗几个月后才会讨论的事情。"如我所料，几天之后，或者说几晚之后，她回来告诉我，在她第一次不再考虑高潮的性生活中，她经历了人生中第一次性高潮。

达雷尔·伯内特报告了一个类似的案例："有一个患有性冷淡的女人，她在做爱过程中总是会去观察自己的身体发生了什么变化，试图按照某本指南上的指示去做。医生告诉她要把注意力转移到丈夫身上。一周之后，她就经历了性高潮。"

现在，我想引用一篇未发表的文章，是古斯塔夫·埃伦特劳特（Gustave Ehrentraut）治疗的一个早泄案例的报告，他曾在美国国际大学学习意义疗法。他没有使用去反省法，而是采用了矛盾意向法：

在过去的16年里，弗雷德在性交中保持长时间勃起的能力不断下降。我试图通过行为矫正、生物能量学与性教育的结合来解决这个问题。他已经参与了为期两个月的治疗，但并没有什么重大改变，于是我决定尝试一下弗兰克尔的矛盾意向法。我告诉弗雷德，不要担心他的早泄，他无论如何都无法改变它，因此他应该尝试的只是怎样去满足自己，他应该将做爱的时间缩短到一分钟。7天后，弗雷德说，过去的一周他有过两次性生活，基本上都坚持到了5分钟左右。我告诉他，他必须缩短这个时间。在接下来的一周，他第一次达到了7分钟，第二次达到了11分钟。他的伴侣丹尼斯表示两次她都很满意。自那次咨询之后，他们认为没必要再回到治疗室找医生了。

克劳德·法里斯（Claude Farris）是加利福尼亚州的一名咨询师，曾经治疗过另一种性神经症，就像古斯塔夫·埃伦特劳特一样，他使用了矛盾意向法：

Y夫人的妇科医生将Y夫人夫妇转介给我。Y夫人在做爱时会有疼痛感。他们结婚已经三年了，并表示从婚姻生活一开始就存在这个问题。Y夫人是在天主教修道院由修女们抚养长大的，在那里，性是一个禁忌话题。于是我用矛盾意向法给了她一些指示。我要求她不要试图放松她的生殖器区域，而是尽可能地收紧它，并试着让她的丈夫无法进入她的身体，但我要求她的丈夫尽可能努力地进入。一周之后，他们回来反馈说已经按照指示进行了一次性交，Y夫人没有感受到疼痛。接下来的三周，每周一次的治疗都表明症状没有反复。在我的经验中，矛盾意向法在很多情况下都是有效的，有时这几乎让我没什么生意可做。

我认为最值得注意的是法里斯对这个病例的创造性解决方案，通过矛盾意向法来让患者放松。在这种情形下，我想到的是加利福尼亚大学研究员大卫·L. 诺里斯（David L. Norris）曾进行的一项实验。在这项实验中，史蒂夫作为被试者，正在积极地尝试放松。在研究中，诺里斯使用了肌电图仪检测他的皮肤电，并要求他在高度紧张的水平（50微安）下不断阅读，直到诺里斯告诉他，他可能永远无法学会放松，并且应该让自己屈服于这一事实：他会一直都很紧张。几分钟后，史蒂夫说："去你的，我选择放弃。"此时仪表读数立即下降到了一个低水平（10微安），下降速度之快让诺里斯以为该装置的电线断掉了。接下来的治疗，史蒂夫都做得很成功，因为他不再试着放松自己。

伊迪丝·韦斯科普夫-乔尔森报告过类似的案例："我最近接受

了超自然的冥想训练，但几周后就放弃了，因为我觉得自己自动地就会冥想，可当我想要正式开始冥想时，实际上却停止了冥想。"

治疗师与执政者（Videant consules）①一样，需要重视自身的才能，竭力使来访者不受损害。

附　记

至于矛盾意向法的有效性，Y. 拉蒙塔涅（Y. Lamontagne）"通过4次治疗治愈了一名红色恐惧症患者，他的这一症状已经持续了12年之久"。L. M. 阿舍尔指出，"即使来访者的期望与治疗师相对立，矛盾意向法也仍然有效"。阿舍尔还认为，"随访显示，那些症状并没有复发"。②顺便提一下，R. M. 特纳（R. M. Turner）和阿舍尔首次将矛盾意向法与其他行为疗法技术（如渐进式放松和刺激控制）进行了对比，对矛盾意向法的临床有效性进行了对照实验。他们证明了"与使用安眠药组和候诊名单上的对照组相比，矛盾意向法明显改善了失眠症状"。阿舍尔还指出，"行为技术的开

① Videant consules为Videant consules ne quid res publica detrimenti capiat的缩语，意为执政者应竭力使国家不受损害。——译者注
② 另见L. M. 阿舍尔和J. S. 埃夫兰发表的文章《在对失眠症患者的行动计划中使用矛盾意向法》，载于《咨询与临床心理学杂志》，1978年，第46卷，第547—550页。

发似乎将矛盾意向法转化成了行为主义理论的相关术语……暴露技术（'暴露'技术中起效的机制当然也适用于满灌疗法）的矛盾成分是十分明显的"。欧文·亚隆认为，矛盾意向法也"预见到了以弥尔顿·艾瑞克森、杰伊·哈里、唐·杰克森（Don Jackson）和保罗·华兹拉威克（Paul Watzlawick）为代表的这一学派所使用的悖论技术和症状处方"。

参考文献

1. Agras, W. S. (ed.), *Behavior Modification: Principles and Clinical Applications*. Boston, Little, Brown and Company, 1972.

2. Allport, G. W., Preface, in V. E. Frankl, *From Death-Camp to Existentialism*. Boston, Beacon Press, 1959.

3. *Personality and Social Encounter*. Boston, Beacon Press, 1960.

4. Bandura, A., "Modelling Approaches to the Modification of Phobic Disorders," in *The Role of Learning in Psychotherapy*. London, Churchill, 1968.

5. Benedikt, F. M., *Zur Therapie angst-und zwangsneurotischer Symptome mit Hilfe der "Paradoxen Intention" und "Dereflexion" nach V. E. Frankl*. Dissertation, University of Munich, 1968.

6. Briggs, G. J. F., "Courage and Identity." Paper read before the Royal Society of Medicine, London, April 5, 1970.

7. Buhler, C., and M. Allen, *Introduction to Humanistic Psychology*.

Monterey, Brooks-Cole, 1972.

8. Dilling, H., H. Rosefeldt, G. Kockott, and H. Heyse, *"Verhaltens-therapie bei Phobien, Zwangsneurosen, sexuellen Störungen und Süchten." Fortschr. Neurol. Psychiat.* 39, 1971, 293–344.

9. Frankl, V. E., *"Zur geistigen Problematik der Psychotherapie."* *Zentralblatt für Psychotherapie,* 10, 1938, 33.

10. *"Zur medikamentösen Unterstützung der Psychotherapie bei Neurosen."* *Schweizer Archiv für Neurologie und Psychiatrie,* 43, 1939, 26–31.

11. *Arztliche Seelsorge.* Vienna, Deuticke, 1946.

12. *Die Psychotherapie in der Praxis.* Vienna, Deuticke, 1947.

13. "The Pleasure Principle and Sexual Neurosis." *International Journal of Sexology,* 5, 1952, 128–130.

14. *"Angst und Zwang."* *Acta Psychotherapeutica,* 1, 1953, 111–120.

15. *The Doctor and the Soul: From Psychotherapy to Logotherapy.* New York, Knopf, 1955.

16. *Theorie und Therapie der Neurosen.* Vienna, Urban & Schwarzenberg, 1956.

17. "On Logotherapy and Existential Analysis." *American Journal of Psychoanalysis,* 18, 1958, 28–37.

18. "Beyond Self-Actualization and Self-Expression." Paper read before the Conference on Existential Psychiatry, Chicago, December 13, 1959.

19. "Paradoxical Intention: A Logotherapeutic Technique." *American Journal of Psychotherapy*, 14, 1960, 520–535.

20. *Man's Search for Meaning: An Introduction to Logotherapy.* Boston, Beacon Press, 1962.

21. "Logotherapy and Existential Analysis: A review." *American Journal of Psychotherapy*, 20, 1966, 252–260.

22. *Psychotherapy and Existentialism: Selected papers on Logotherapy.* New York, Washington Square Press, 1967.

23. *The Will to Meaning: Foundations and Applications of Logotherapy.* New York, New American Library, 1969.

24. Gerz, H. O., "The Treatment of the Phobic and the Obsesive-Compulsive Patient Using Paradoxical Intention sec. Viktor E. Frankl." *Journal of Neuropsychiatry*, 3, 6, 1962, 375–387.

25. "Experience with the Logotherapeutic Technique of Paradoxical Intention in the Treatment of Phobic and Obsessive-Compulsive Patients." *American Journal of Psychiatry*, 123, 5, 1966, 548–553.

26. Ginsberg, G. L., W. A. Frosch, and T. Shapiro, "The New

Impotence." *Arch. Gen. Psychiat.*, 26, 1972, 218–220.

27. Hand, I., Y. Lamontagne, and I. M. Marks, "Group Exposure (Flooding) in *vivo* for Agoraphobics." *Brit. J. Psychiat.*, 124, 1974, 588–602.

28. Havens, L. L., "Paradoxical intention." *Psychiatry & Social Science Review*, 2, 2, 1968, 16–19.

29. Henkel, D., C. Schmook, and R. Bastine, *Praxis der Psychotherapie*, 17, 1972, 236.

30. Huber, J., *Through an Eastern Window*. New York: Bantam Books, 1968.

31. Jacobs, M., "An Holistic Approach to Behavior Therapy." In A. A. Lazarus (ed.), *Clinical Behavior Therapy*. New York, Brunner-Mazel, 1972.

32. Kaczanowski, G., in A. Burton (ed.), *Modern Psychotherapeutic Practice*. Palo Alto, Science and Behavior, 1965.

33. "Logotherapy: A New Psychotherapeutic Tool." *Psychosomatics*, 8, 1967, 158–161.

34. Kocourek, K., E. Niebauer, and P. Polak, "*Ergebnisse der klinischen Anwendung der Logotherapie.*" In V. E. Frankl, V. E. von Gebsattel and J. H. Schultz (eds.), *Handbuch der Neurosenlehre und Psychotherapie.*

Munich, Urban & Schwarzenberg, 1959.

35. Kvilhaug, B., "*Klinische Erfahrungen mit der logotherapeutischen Technik der Paradoxen Intention.*" Paper read before the Austrian Medical Society of Psychotherapy, Vienna, July 18, 1963.

36. Lapinsohn, L. I., "Relationship of the Logotherapeutic Concepts of Anticipatory Anxiety and Paradoxical Intention to the Neurophysiological Theory of Induction." *Behav. neuropsychiat.*, 3, 3−4, 1971, 12−24.

37. Lazarus, A. A., *Behavior Therapy and Beyond.* New York, McGraw-Hill, 1971.

38. Lehembre, J., "*L'intention paradoxale, procédé de psychothérapie.*" *Acta Neurologica et Psychiatrica Belgica*, 64, 1964, 725−735.

39. Leslie, R. C., *Jesus and Logotherapy: The Ministry of Jesus as Interpreted through the Psychotherapy of Victor Frankl.* New York, Abingdon, 1965.

40. Lorenz, K., *On Aggression.* New York, Bantam, 1967.

41. Lyons, J., "Existential Psychotherapy." *Journal of Abnormal and Social Psychology*, 62, 1961, 242−249.

42. Marks, I. M., *Fears and Phobias.* New York, Academic Press, 1969.

43. "The Origin of Phobic States." *America Journal of Psychotherapy*,

24, 1970, 652–676.

44. "Paradoxical Intention." In W. S. Agras (ed.), *Behavior Modification*. Boston: Little, Brown and Company, 1972.

45. "Treatment of Obsessive-Compulsive Disorders." In H. H. Strupp *et al.* (eds.), *Psychotherapy and Behavior Change 1973*. Chicago, Aldine, 1974.

46. Masters, W. H., and V. E. Johnson, "Principles of the New Sex Therapy." *Am. J. Psychiatry*, 133, 1976, 548–554.

47. Medlicott, R. W., "The Management of Anxiety." *New Zealand Medical Journal*, 70, 1969, 155–158.

48. Muller-Hegemann, D., "Methodological Approaches in Psychotherapy." *American Journal of Psychotherapy*, 17, 1963, 554–568.

49. Noonan, J. Robert, "A Note on an Eastern Counterpart of Frankl's Paradoxical Intention." *Psychologia*, 12, 1969, 147–149.

50. Ochs, J. M., "Logotherapy and Religious Ethnopsychiatric Therapy." Paper presented to the Pennsylvania Sociological Society at Villanova University, 1968.

51. Pervin, L. A., "Existentialism, Psychology, and Psychotherapy." *American Psychologist*, 15, 1960, 305–309.

52. Polak, P., "Frankl's Existential Analysis." *American Journal of*

Psychotherapy, 3, 1949, 517−522.

53. Rachman, S., R. Hodgson, and I. M. Marks, "The Treatment of Chronic Obsessive-Compulsive Neurosis." *Behav. Res. Ther.*, 9, 1971, 237−247.

54. Raskin, David E., and Zanvel E. Klein, "Losing a Symptom Through Keeping It: A Review of Paradoxical Treatment Techniques and Rationale." *Archives of General Psychiatry*, 33, 1976, 548−555.

55. Reynolds, D. K., *Morita Psychotherapy*. Berkeley, University of California Press, 1976.

56. Sahakian, W. S., and B. J. Sahakian, "Logotherapy as a Personality Theory." *Israel Annals of Psychiatry*, 10, 1972, 230−244.

57. Solyom, L., J. Garza-Perez, B. L. Ledwidge, and C. Solyom, "Paradoxical Intention in the Treatment of Obsessive Thoughts: A Pilot Study." *Comprehensive Psychiatry*, 13, 1972, 3, 291−297.

58. *Spiegelberg*, H., *Phenomenology in Psychology and Psychiatry*. Evanston, Northwestern University Press, 1972.

59. Steinzor, B., in *Psychiatry & Social Science Review*, 3, 1969, 23−28.

60. Stewart, J. M., in *Psychology and Life Newsletter*, 1, 1, 1972, 5.

61. Tweedie, D. F., *Logotherapy and the Christian Faith: An Evaluation*

of Frankl's Existential Approach to Psychotherapy. Grand Rapids, Baker Book House, 1961.

62. Ungersma, A. J., *The Search for Meaning*. Philadelphia, Westminster Press, 1961.

63. Victor, R. G., and C. M. Krug, "Paradoxical Intention in the Treatment of Compulsive Gambling." *American Journal of Psychotherapy*, 21, 1967, 808–814.

64. Watson, J. P., R. Gaind, and I. M. Marks, "Prolonged Exposure." *Brit. Med. J.*, 1, 1971, 13–15.

65. Weisskopf-Joelson, E., "Some Comments on a Viennese School of Psychiatry." *Journal of Abnormal and Social Psychology*, 51, 1955, 701–703.

66. "The Present Crisis in Psychotherapy." *The Journal of Psychology*, 69, 1968, 107–115.

67. Yamamoto, I. *"Die japanische Morita-Therapie im Vergleich zu der Existenzanalyse und Logotherapie Frankls."* In W. Bitter (ed.), *Abendländische Therapie und östliche Weisheit*. Stuttgart, Klett, 1958.

68. Yates, A. J., *Behavior Therapy*. New York, Wiley, 1970.

（一）书籍类

1. BULKA, REUVEN P., *The Quest for Ultimate Meaning: Principles and Applications of Logotherapy*. Foreword by Viktor E. Frankl. New York, Philosophical Library, 1979.

2. CRUMBAUGH, JAMES C., *Everything to Gain: A Guide to Self-fulfillment Through Logoanalysis*. Preface by Viktor E. Frankl. Chicago, Nelson-Hall, 1973.

3. W. M. WOOD, and W. C. WOOD, *Logotherapy: New Help for Problem Drinkers*. Chicago, Nelson-Hall, 1980.

4. FABRY, JOSEPH B., *The Pursuit of Meaning: Viktor Frankl, Logotherapy, and Life*. Preface by Viktor E. Frankl. Boston, Beacon Press, 1968; New York, Harper & Row, 1980.

5. REUVEN P. BULKA and WILLIAM S. SAHAKIAN, eds., *Logotherapy in Action*. Foreword by Viktor E. Frankl. New York, Jason Aronson, Inc.,

1979.

6. FRANKL, VIKTOR E., *Man's Search for Meaning: An Introduction to Logotherapy*. Preface by Gordon W. Allport. Boston, Beacon Press, 1959; paperback edition, New York, Pocket Books, 1977.

7. *The Doctor and the Soul: From Psychotherapy to Logotherapy*. New York, Alfred A. Knopf, Inc.; second, expanded edition, 1965; paperback edition, New York, Vintage Books, 1977.

8. *Psychotherapy and Existentialism: Selected Papers on Logotherapy*. New York, Washington Square Press, 1967; Touchstone paperback, 1975.

9. *The Will to Meaning: Foundations and Applications of Logotherapy*. New York and Cleveland, The World Publishing Company, 1969; paperback edition, New York, New American Library, 1976.

10. *The Unconscious God: Psychotherapy and Theology*. New York, Simon and Schuster, 1978.

11. *The Unheard Cry for Meaning: Psychotherapy and Humanism*. New York, Simon and Schuster, 1978; Touchstone paperback, 1979.

12. *Synchronization in Buchenwald*, a play, offset, $5.00. Available at the Institute of Logotherapy,1 Lawson Road, Berkeley, CA 94707.

13. LESLIE. ROBERT C., *Jesus and Logotherapy: The Ministry of Jesus as Interpreted Through the Psychotherapy of Viktor Frankl*. New

York and Nashville, Abingdon Press, 1965; paperback edition, 1968.

14. TAKASHIMA, HIROSHI, *Psychosomatic Medicine and Logotherapy*. Foreword by Viktor E. Frankl. Oceanside, New York, Dabor Science Publications, 1977.

15. TWEEDIE, DONALD F., *Logotherapy and the Christian Faith: An Evaluation of Frankl's Existential Approach to Psychotherapy*. Preface by Viktor E. Frankl. Grand Rapids, Baker Book House, 1961; paperback edition, 1972.

16. *The Christian and the Couch: An Introduction to Christian Logotherapy*. Grand Rapids, Baker Book House, 1963.

17. UNGERSMA, AARON J., *The Search for Meaning: A New Approach in Psychotherapy and Pastoral Psychology*. Philadelphia, Westminster Press, 1961; paperback edition, Foreword by Viktor E. Frankl, 1968.

备注: 以下所列维克多·弗兰克尔先生的著作均为德文版本，尚未被翻译成英文：

18. FRANKL, VIKTOR E., *Die Psychotherapie in der Praxis: Eine kasuistische Einfuhrung für Arzte*. Vienna, Deuticke, 1975.

19. *Anthropologische Grundlagen der Psychotherapie*. Bern, Huber,

1975.

20. *Theorie und Therapie der Neurosen; Einfuhrung in Logotherapie und Existenzanalyse*. Munich, Reinhardt, 1975.

21. *Der Wille zum Sinn: Ausgewahlte Vorträge über Logotherapie*. Bern, Huber, 1978.

22. *Psychotherapie für den Laien: Rundfunkvorträge über Seelenheilkunde*. Freiburg im Breisgau, Herder, 1978.

23. *Das Leiden am sinnlosen Leben: Psychotherapie für heute*. Freiburg im Breisgau, Herder, 1978.

24. *Der Mensch vor der Frage nach dem Sinn: Eine Auswahl aus dem Gesamtwerk*. Vorwort von Konrad Lorenz, Munich, Piper, 1979.

（二）书籍文摘

1. ARNOLD, MAGDA B., and JOHN A. GASSON, "Logotherapy and Existential Analysis," in *The Human Person*. New York, Ronald Press, 1954.

2. ASCHER, L. MICHAEL, "Paradoxical Intention," in *Handbook of Behavior Intervention*, A. Goldstein and E. B. Foa, eds. New York, John Wiley, in press.

3. BARNITZ, HARRY W., "Frankl's Logotherapy," in *Existentialism and The New Christianity*. New York, Philosophical Library, 1969.

4. BRUNO, FRANK J., "The Will to Meaning," in *Human Adjustment and Personal Growth: Seven Pathways*. New York, John Wiley & Sons, Inc., 1977.

5. DOWNING, LESTER N., "Logotherapy," in *Counseling Theories and Techniques*. Chicago, Nelson-Hall, 1975.

6. ELLIS, ALBERT, and ELIOT ABRAHMS, "The Use of Humor and Paradoxical Intention," in *Brief Psychotherapy in Medical and Health Practice*. New York, Springer, 1978.

7. ELMORE, THOMAS M., and EUGENE D. CHAMBRES, "Anomie, Existential Neurosis and Personality: Relevance for Counseling," in *Proceedings*, 75th Annual Convention, American Psychological Association, 1967, 341–342.

8. FRANKL, VIKTOR E., Contributions to *Critical Incidents in Psychotherapy*, S. W. Standal and R. J. Corsini, eds. Englewood Cliffs Prentice-Hall, 1959.

9. "Logotherapy and the Collective Neuroses," in *Progress in Psychotherapy*, J. H. Masserman and J. L. Moreno, eds. New York. Grune & Stratton, 1959.

10. "The Philosophical Foundations of Logotherapy" (paper read before the first Lexington Conference on Phenomenology on Apri 4,

1963), in *Phenomenology: Pure and Applied*, Erwin Straus, ed. Pittsburgh, Duquesne University Press, 1964.

11. "Fragments from the Logotherapeutic Treatment of Four Cases, With an Introduction and Epilogue by G. Kaczanowski," in *Modern Psychotherapeutic Practice: Innovations in Technique*, Arthur Burton, ed. Palo Alto, Science and Behavior Books, 1965.

12. "The Will to Meaning," in *Are You Nobody*? Richmond, Virginia, John Knox Press, 1966.

13. "Accepting Responsibility" and "Overcoming Circumstances," in *Man's Search for a Meaningful Faith: Selected Readings*, Judith Weidmann, ed. Nashville, Graded Press, 1967.

14. "Comment on Vatican II's Pastoral Constitution on the Church in the Modern World, in *World*. Chicago, Catholic Action Federations, 1967.

15. "Paradoxical Intention: A Logotherapeutic Technique," in *Active Psychotherapy*, Harold Greenwald, ed. New York, Atherton Press, 1967.

16. "The Significance of Meaning for Health," in *Religion and Medicine: Essays on Meaning, Values and Health*, David Belgum, ed. Ames, Iowa, The Iowa State University Press, 1967.

17. "The Task of Education in an Age of Meaninglessness," in *New Prospects for the Small Liberal Arts College*, Sidney S. Letter, ed. New

York, Teachers College Press, 1968.

18. "Self-Transcendence as a Human Phenomenon," in *Readings in Humanistic Psychology*, Anthony J. Sutich and Miles A. Vich, eds. New York, The Free Press, 1969.

19. "Beyond Self-Actualization and Self-Expression," in *Perspectives on the Group Process: A Foundation for Counseling with Groups*, C. Gratton Kemp, ed. Boston, Houghton Mifflin Company, 1970.

20. "Logotherapy," in *Psychopathology Today: Experimentation, Theory and Research*. William S, Sahakian, ed. Itasca, Illinois, F. E. Peacock Publishers, 1970.

21. "Reductionism and Nihilism," in *Beyond Reductionism: New Perspectives in the Life Sciences* (The Alpbach Symposium, 1968), Arthur Koestler and J. R. Smythies, eds. New York, Macmillan, 1970.

22. "Universities and the Quest for Peace," in *Report of the First World Conference on the Role of the University in the Quest for Peace*. Binghamton, New York, State University of New York, 1970.

23. "What Is Meant by Meaning?" in *Values in an Age of Confrontation*, Jeremiah W. Canning, ed. Columbus, Ohio, Charles E. Merrill Publishing Company, 1970.

24. "Dynamics, Existence and Values" and "The Concept of Man in

Logotherapy," in *Personality Theory: A Source Book*, Harold J. Vetter and Barry D. Smith, eds., New York, Appleton-Century-Crofts, 1971.

25. "Youth in Search of Meaning," in *Students Search for Meaning*, James Edward Doty, ed. Kansas City, Missouri, The Lowell Press, 1971.

26. "Address before the Third Annual Meeting of the Academy of Religion and Mental Health," in *Discovering Man in Psychology: A Humanistic Approach*, Frank T. Severin, ed. New York, McGraw-Hill, Inc., 1973.

27. "Beyond Pluralism and Determinism," in *Unity Through Diversity: A Festschrift for Ludwig von Bertalanffy*, William Ray and Nicholas D. Rizzo, eds. New York, Gordon and Breach, 1973.

28. "Meaninglessness: A Challenge to Psychologists," in *Theories of Psychopathology and Personality*, Theodore Millon, ed. Philadelphia, W. B. Saunders Company, 1973.

29. "Encounter: The Concept and Its Vulgarization," in *Psychotherapy and Behavior Change 1973*, Hans H. Strupp *et al.*, eds. Chicago, Aldine Publishing Company, 1974.

30. "Paradoxical Intention and Dereflection: Two Logotherapeutic Techniques," in *New Dimensions in Psychiatry: A World View*, Silvano Arieti, ed. New York, John Wiley & Sons, Inc., 1975.

31. "Logotherapy," in *Encyclopaedic Handbook of Medical Psychology*, Stephen Krauss, ed. London and Boston, Butterworth, 1976.

32. "Man's Search of Ultimate Meaning," in *On the Way to Self-Knowledge*, Jacob Needleman, ed. New York, Afred A. Knopf, Inc. 1976.

33. "The Depersonalization of Sex," in *Humanistic Psychology: A Source Book*, I. David Welch, George A. Tate and Fred Richards eds. Buffalo, New York, Prometheus Books, 1978.

34. "Logotherapy," in *The Psychotherapy Handbook*, Richie Herink, ed. New York, New American Library, 1980.

35. FREILICHER, M., "Applied Existential Psychology: Viktor Frankl and Logotherapy," in *PsychoSources*, Evelyn Shapiro, ed. New York, Bantam Books, 1973.

36. FREY, DAVID H., and FREDERICK E. HESLET, "Viktor Frankl," in *Existential Theory for Counselors*. Boston, Houghton Mifflin Company, 1975.

37. FRIEDMAN, MAURICE, "Viktor Frankl," in *The Worlds of Existentialism*. New York, Random House, 1964.

38. GALE, RAYMOND F., "Logotherapy," in *Who Are You? The Psychology of Being Yourself*. Englewood Cliffs, Prentice-Hall, 1974.

39. HOWLAND, ELIHU S., "Viktor Frankl," in *Speak Through the*

Earthquake: Religious Faith and Emotional Health, Philadelphia, United Church Press, 1972.

40. KIERNAN, THOMAS, "Logotherapy," in *Shrinks, etc.: A Consumer's Guide to Psychotherapies*. New York, The Dial Press, 1974. KORCHIN, SIDNEY J., "Logotherapy," in *Modern Clinical Psychology*. New York, Basic Books, Inc., 1976.

41. LANDE, NATHANIEL, "Logotherapy (Viktor Frankl)," in *Mindstyles, Lifestyles: A Comprehensive Overview of Today's Life-Changing Philosophies*. Los Angeles, Price, Stern, Sloan, 1976.

42. LEDERMANN. E. K., "Viktor E. Frankl's Ontological Value Ethics," in *Existential Neurosis*. London, Butterworth, 1972.

43. LESLIE, ROBERT, "Frankl's New Concept of Man," in *Contemporary Religious Issues*, Donald E. Hartsock, ed. Belmont, California, Wadsworth Publishing Company, 1968.

44. LISTON, ROBERT A., "Viktor Frankl," in *Healing the Mind: Eight Views of Human Nature*. New York, Praeger, 1974.

45. McCARTHY COLMAN, "Viktor Frankl," in *Inner Companions*. Washington, D. C., Acropolis Books Ltd., 1975.

46. McKINNEY, FRED, "Man's Search for Meaning," in *Psychology in Action*. New York, Macmillan, 1967.

47. MARKS, ISAAC M., "Paradoxical Intention ('Logotherapy')," in *Fears and Phobias*, New York, Academic Press, 1969.

48. "Paradoxical Intention," in *Behavior Modification*, W. Stewart Agras, ed. Boston, Little, Brown and Company, 1972.

49. "Paradoxical Intention (Logotherapy)," in *Encyclopaedic Handbook of Medical Psychology*, Stephen Krauss, ed. London and Boston, Butterworth, 1976.

50. MASLOW, ABRAHAM H., "Comments on Dr. Frankl's Paper," in *Readings in Humanistic Psychology*, Anthony J. Sutich and Miles A. Vich, eds. New York, The Free Press, 1969.

51. MATSON, KATINKA, "Viktor E. Frankl Logotherapy," in *The Psychology Omnibook of Personal Development*. New York, William Morrow and Company, Inc., 1977.

52. MISIAK, HENRY, and VIRGINIA STAUDT SEXTON, "Logotherapy," in *Phenomenological, Existential, and Humanistic Psychologies: A Historical Survey*. New York, Grune & Stratton, 1973.

53. PAGE, JAMES D., "Frankl," in *Psychopathology*. Chicago, Adline Publishing Company, second edition, 1975.

54. PATTERSON, C. H., "Frankl's Logotherapy," in *Theories of Counseling and Psychotherapy*. New York, Harper & Row, 1966.

55. PRICE, JOHANNA, "Existential Theories: Viktor Frankl," in *Abnormal Psychology: Current Perspectives.* Del Mar, Califorina, Communication Research Machines, 1972.

56. REYNOLDS, DAVID K., "Logotherapy," in *Morita Psychotherapy.* Berkeley, University of California Press, 1976.

57. SAHAKIAN, WILLIAM S., "Viktor Frankl," in *History of Psychology.* Itasca, Illinois, F. E. Peacock Publishers, Inc., 1969.

58. "Logotherapy," in *Psychotherapy and Counseling: Studies in Technique*, Chicago, Rand McNally, 1969.

59. "Logotherapy Approach to Personality," in *Psychology of Personality.* Chicago, Rand McNally, 1974.

60. "Logotherapy: The Will to Meaning," in *History and Systems of Psychology.* New York, John Wiley & Sons, Inc., 1975.

61. MABEL LEWIS SAHAKIAN, "Viktor E. Frankl: Will to Meaning," in *Realms of Philosophy.* Cambridge, Massachusetts, Schenkman Publishing Company, Inc., 1974.

62. SALIT, NORMAN, "Existential Analysis: Logotherapy—the Gult Narrows," in *The Worlds of Norman Salit,* Abraham Burstein, ed. New York, Bloch, 1966.

63. SCHILLING, S. PAUL, " 'The Unconscious God': Viktor Frankl,"

in *God Incognito*. Nashville and New York, Abingdon Press, 1974.

64. SCHNEIDER, MARIUS G., "The Existentialistic Concept or the Human Person in Viktor E. Frankl's Logotherapy," in *Heirs and Ancestors*, John K. Ryan, ed. Washington, D. C., Catholic University of America Press, 1973.

65. SPIEGELBERG, HERBERT, "Viktor Frankl: Phenomenology in Logotherapy and *Existenzanalyse*," in *Phenomenology in Psychology and Psychiatry*. Evanston, Illinois, Northwestern University Press, 1972.

66. STRUNK, ORLO, "Religious Maturity and Viktor Frankl," in *Mature Religion*. New York, and Nashville, Abingdon Press, 1965.

67. TYRELL, BERNARD J., "Logotherapy and Christotherapy," in *Christotherapy: Healing through Enlightenment*. New York, The Seabury Press, 1975.

68. VANDERVELDT, JAMES H., and ROBERT P. ODENWALD, "Existential Analysis," in *Psychiatry and Catholicism*. New York, McGraw-Hill, 1952.

69. VARMA, VED, "Egotherapy, Logotherapy and Religious Therapy," in *Psychology Today*. London, Constable, 1974.

70. ZAVALLONI, ROBERTO, "Human Freedom and Logotherapy," in *Self-Determination*. Chicago, Forum Books, 1962.

（三）期刊文章及其他

1. ANSBACHER, ROWENA R., "The Third Viennese School of Psychotherapy." *Journal of Individual Psychology*, XV (1959), 236-237.

2. ASCHER, L. MICHAEL, "Employing Paradoxical Intention in the Behavioral Treatment of Urinary Retention." *Scandinavian Journal of Behavior Therapy*, Vol. 6, Suppl. 4 (1977), 28.

3. "Paradoxical Intention: A Review of Preliminary Research." *The International Forum for Logotherapy*, Volume 1, Number 1 (Winter 1978-Spring 1979), 18-21.

4. "Paradoxical Intention in the Treatment of Urinary Retention." *Behavior Research & Therapy*, Vol. 17 (1979), 267-270.

5. "Paradoxical Intention Viewed by a Behavior Therapist." *The International Forum for Logotherapy*, Volume 1, Number 3 (Spring 1980), 13-16.

6. "Paradoxical Intention and Insomnia: An Experimental Investigation." *Behavior Research & Therapy*, Vol. 17 (1979), 408-411.

7. JAY S. EFRAN, "Use of Paradoxical Intention in a Behavior Program for Sleep Onset Insomnia." *Journal of Consulting and Clinical Psychology*, (1978), 747-750.

8. RALPH MacMILLAN TURNER, "A Comparison of Two Methods

for the Administration of Paradoxical Intention." *Behavior Research &*
Therapy, Vol. 18 (1980), 121–126.

9. BALLARD, R. E., "An Empirical Investigation of Viktor Frankl's
Concept of the Search for Meaning: A Pilot Study with a Sample of
Tuberculosis Patients." Doctoral dissertation, Michigan State University,
1965.

10. BAZZI, TULLIO, "A Center of Logotherapy in Italy." *The International*
Forum for Logotherapy, Volume 1, Number 3 (Spring 1980), 26–27.

11. "Paradoxical Intention and Autogenic Training—Convergence or
Incompatibility?" *The International Forum for Logotherapy*, Volume 2,
Number 2 (Summer–Fall 1979), 35–37.

12. BIRNBAUM, FERDINAND, "Frankl's Existential Psychology
from the Viewpoint of Individual Psychology." *Journal of Individual*
Psychology, XVII (1961), 162–166.

13. BOCKMAN, WALTER, "Logotherapy as a Theory of Culture."
The International Forum for Logotherapy, Volume 1, Number 3 (Spring
1980), 44–45.

14. BORDELEAU, LOUIS-GABRIEL, "*La Relation entre les*
valeurs de choix vocationnel et les valeurs creatrices chez V. E. Frankl."
Doctoral dissertation, University of Ottawa, 1971.

15. BULKA, REUVEN P., "An Analysis of the Viability of Frankl's Logotherapeutic System as a Secular Theory." Thesis presented to the Department of Religious Studies of the University of Ottawa as partial fulfillment of the requirements for the degree of Master of Arts, 1969.

16. "Denominational Implications of the Religious Nature of Logotherapy." Thesis presented to the Department of Religious Studies of the University of Ottawa as partial fulfillment of the requirements for the degree of Doctor of Philosophy, 1971.

17. "Logotherapy and Judaism." *Jewish Spectator*, XXXVII, No.7 (Sept. 1972), 17−19.

18. "Logotherapy and Judaism—Some Philosophical Comparisons." *Tradition*, XII (1972), 72−89.

19. "Death in Life—Talmudic and Logotherapeutic Affirmations." *Humanitas (Journal of the Institute of Man)*, X, No.1 (Feb.1974), 33−42.

20. "The Ecumenical Ingredient in Logotherapy." *Journal of Ecumenical Studies*, XI, No.1 (Winter 1974), 13−24.

21. "Logotherapy as a Response to the Holocaust." *Tradition*, XV (1975), 89−96.

22. "Logotherapy and Talmudic Judaism." *Journal of Religion and Health*, XIV (1975), No. 4, 277−283.

23. "Logotherapy and the Talmud on Suffering: Clinical and Meta-Clinical Perspectives." *Journal of Psychology and Judaism*, Vol. 2, No.1 (Fall 1977), 31–44.

24. "Logotherapy—A Step Beyond Freud: Its Relevance for Jewish Thought." *Jewish Life*, Fall, Winter 1977–1978, 46–53.

25. "Is Logotherapy A Spiritual Therapy?" *Association of Mental Health Clergy Forum*, Vol. 30, No. 2 (Jan. 1978).

26. "The Work Situation: Logotherapeutic and Talmudic Perspectives." *Journal of Psychology and Judaism*, Vol. 2, No. 2 (Spring 1978), 52–61.

27. "Hasidism and Logotherapy: Encounter Through Anthology." *Journal of Psychology and Judaism*, Vol. 3, No.1 (Fall 1978), 60–74.

28. "Is Logotherapy Authoritarian?" *Journal of Humanistic Psychology*, Vol. 18, No. 4 (Fall 1978), 45–54.

29. "Frankl's Impact on Jewish Life and Thought." *The International Forum for Logotherapy*, Vol. 1, No. 3 (Spring 1980), 41–43.

30. "The Upside-down Thumb: Talmudic Thinking and Logotherapy." *Voices: Journal of the American Academy of Psychotherapy*, Vol.16 (Spring 1980), 70–74.

31. BURCK, JAMES LESTER, "The Relevance of Viktor Frankl's 'Will to Meaning' for Preaching to Juvenile Delinquents." A Master of

Theology thesis submitted to the Southern Baptist Theological Seminary, Louisville, Kentucky, 1966.

32. CALABRESE, EDWARD JAMES, "The Evolutionary Basis of Logotherapy." Dissertation, University of Massachusetts, 1974.

33. CARRIGAN, THOMAS EDWARD, "The Meaning of Meaning in Logotherapy of Dr. Viktor E. Frankl." Thesis presented to the School of Graduate Studies as partial fulfillment of the requirements for the degree of Master of Arts in Philosophy, University of Ottawa, Canada, 1973.

34. CAVANAGH, MICHAEL E., "The Relationship between Frankl's 'Will to Meaning' and the Discrepancy Between the Actual Self and the Ideal Self." Doctoral dissertation, University of Ottawa, 1966.

35. CHASTAIN, MILLS KENT, "The Unfinished Revolution: Logotherapy as Applied to Primary Grades 1–4 Values Clarification in the Social Studies Curriculum in Thailand." Thesis, Monterey Institute of International Studies, 1979.

36. COHEN, DAVID, "The Frankl Meaning." *Human Behavior*, Vol. 6, No. 7 (Jul. 1977), 56–62.

37. COLLEY, CHARLES SANFORD, "An Examination of Five Major Movements in Counseling Theory in Terms of How Representative Theorists (Freud, Williamson, Wolpe, Rogers and Frankl) View the Nature

of Man." Dissertation, University of Alabama, 1970.

38. CRUMBAUGH, JAMES C., "The Application of Logotherapy." *Journal of Existentialism*, V (1965), 403–412.

39. "Cross Validation of Purpose-in-Life Test Based on Frankl's Concepts." *Journal of Individual Psychology*, XXIV (1968), 74–81.

40. "Frankl's Logotherapy: A New Orientation in Counseling." *Journal of Religion and Health*, X (1971), 373–386.

41. "Aging and Adjustment: The Applicability of Logotherapy and the Purpose-in-Life Test." *The Gerontologist*, XII (1972), 418–420.

42. "Changes in Frankl's existential vacuum as a measure of therapeutic outcome." *Newsletter for Research in Psychology* (Veterans Administration Center, Bay Pines, Florida), Vol. 14, No. 2 (May 1972), 35–37.

43. "Frankl's Logotherapy: An Answer to the Crisis in Identity." *Newsletter of the Mississippi Personnel & Guidance Association*, IV, No. 2 (Oct.1972), 3.

44. "Patty's Purpose: Perversion of Frankl's Search for Meaning." *J. Graphoanalysis*, July 1976, 12–13.

45. "Logoanalysis." *Uniquest* (The First Unitarian Church of Berkeley), No. 7 (1977), 38–39.

46. "The Seeking of Noetic Goals Test (SONG): A Complementary

Scale to the Purpose in Life Test (PIL)." *Journal of Clinical Psychology*, Vol. 33, No. 3 (Jul. 1977), 900–907.

47. "Logotherapy as a Bridge Between Religion and Psychotherapy." *Journal of Religion and Health*, Vol.18, No. 3 (Jul. 1979), 188–191.

48. LEONARD T. MAHOLICK. "The Case for Frankl's 'Will to Meaning.'" *Journal of Existential Psychiatry*, IV (1963), 43–48.

49. "An Experimental Study in Existentialism: The Psychometric Approach to Frankl's Concept of Noögenic Neurosis." *Journal of Clinical Psychology*, XX (1964), 200–207.

50. SISTER MARY RAPHAEL and RAYMOND R. SHRADER, "Frankl's Will to Meaning in a Religious Order" (delivered before Division 24, American Psychological Association, at the annual convention in San Francisco, August 30, 1968). *Journal of Clinical Psychology*, XXVI (1970), 206–207.

51. GORDON L. CARR, "Treatment of Alcoholics with Logotherapy." *The International Journal of the Addictions*, Vol. 14, No. 6 (1979), 847–853.

52. DANSART, BERNARD. "Development of a Scale to Measure Attitudinal Values as Defined by Viktor Frankl." Dissertation, Northern Illinois University, De Kalb, 1974.

53. DICKSON, CHARLES W., "Logotherapy and the Redemptive Encounter." *Dialogue*, Spring 1974, 110–114.

54. "Logotherapy as a Pastoral Tool." *Journal of Religion and Health*, XIV, No. 3, (1975), 207–213.

55. "The Doctor and the Soul: Dr. Viktor Frankl." *Harvard Medical Alumni Bulletin*, XXXVI, No.1 (Fall 1961), 8.

56. DUNCAN, FRANKLIN D., "Logotherapy and the Pastoral Care of Physically Disabled Persons." A thesis in the Department of Psychology of Religion submitted to the faculty of the Graduate School of Theology in partial fulfillment of the requirements for the degree of Master of Theology at Southern Baptist Theological Seminary, Louisville, Kentucky, 1968.

57. EGER, EDITH EVA, "Viktor Frankl & Me." *Association for Humanistic Psychology Newsletter*, February 1976, 15–16.

58. EISENBERG, MIGNON, "The Logotherapeutic Intergenerational Communications Group." *The International Forum for Logotherapy*, Vol. 1, No. 2 (Summer–Fall 1979), 23–25.

59. "Logotherapy and the College Student." *The International Forum for Logotherapy*, Vol. 1, No. 3 (Spring 1980), 22–24.

60. "My 'Second Meeting' with Viktor Frankl." *The International Forum for Logotherapy*, Vol. 1, No. 3 (Spring 1980), 53–54.

61. "The Logotherapeutic Intergenerational Encounter Group: A Phenomenological Approach." Dissertation, Southeastern University, New Orleans, 1980.

62. ENG, ERLING, "The Akedah, Oedipus, and Dr. Frankl." *Psychotherapy: Theory, Research and Practice*, Vol. 16, No. 3 (Fall, 1979), 269–271.

63. FABRY, JOSEPH, "A Most Ingenious Paradox." *The Register-Leader of the Unitarian Universalist Association*, Vol. 149 (Jun. 1967), 7–8.

64. "The Defiant Power of the Human Spirit." *The Christian Ministry*, Mar. 1972, 35–36.

65. "Application of Logotherapy in Small Sharing Groups." *Journal of Religion and Health*, XIII (1974), No. 2, 128–136.

66. "Logotherapy and Eastern Religions." *Journal of Religion and Health*, XIV (1975), No. 4, 271–276.

67. "Aspects and Prospects of Logotherapy: A Dialogue with Viktor Frankl." *The International Forum for Logotherapy*, Vol. 1, No. 1 (Winter 1978–Spring 1979), 3–6.

68. "Three Faces of Frankl." *The International Forum for Logotherapy*, Vol. 1, No. 3 (Spring 1980), 40.

69. MAX KNIGHT (pseud. PETER FABRIZIUS), "Viktor Frankl's

Logotherapy." *Delphian Quarterly*, XLVII, No. 3 (1964), 27–30.

70. "The Use of Humor in Therapy." *Delphian Quarterly*, XLVIII, No. 3 (1965), 22–36.

71. FARR. ALAN P., "Logotherapy and Senior Adults." *The International Forum for Logotherapy*, Vol. 1, No. 1 (Winter 1978–Spring 1979). 14–17.

72. "The Father of Logotherapy." *Existential Psychiatry*. Vol. 1 (1967), 439.

73. FORSTMEYER, ANNEMARIE VON, "The Will to Meaning as a Prerequisite for Self-Actualization." Thesis presented to the faculty of California Western University, San Diego, in partial fulfillment of the requirements for the degree Master of Arts, 1968.

74. FOX, DOUGLAS A., "Logotherapy and Religion." *Religion in Life*, XXXI (1965), 235–244.

75. FRANKL, VIKTOR E., "Logos and Existence in Psychotherapy." *American Journal of Psychotherapy*, VII (1953), 8–15.

76. "Group Psychotherapeutic Experiences in a Concentration Camp" (paper read before the Second International Congress of Psychotherapy, Leiden, Netherlands, Sep. 8, 1951). *Group Psychotherapy*, VII (1954), 81–90.

77. "The Concept of Man in Psychotherapy" (paper read before the Royal Society of Medicine, Section of Psychiatry, London, England, June 15, 1944). *Pastoral Psychology,* VI (1955), 16–26.

78. "From Psychotherapy to Logotherapy." *Pastoral Psychology*, VII (1956), 56–60.

79. "Guest Editorial." *Academy Reporter*, III, No. 5 (May 1958), 1–4.

80. "On Logotherapy and Existential Analysis" (paper read before the Association for the Advancement of Psychoanalysis, New York, April 17, 1957), *American Journal of Psychoanalysis,* XVIII (1958), 28–37.

81. "The Search for Meaning." *Saturday Review* (Sep. 13, 1958).

82. "The Will to Meaning." *Journal of Pastoral Care*, XII (1958), 82–88.

83. "The Spiritual Dimension in Existential Analysis and Logotherapy" (paper read before the Fourth International Congress of Psychotherapy, Barcelona, Sep. 5, 1958). *Journal of Individual Psychology,* XV (1959), 157–165.

84. "Beyond Self-Actualization and Self-Expression" (paper read before the Conference on Existential Psychotherapy, Chicago, Dec. 13, 1959). *Journal of Existential Psychiatry*, I (1960), 5–20.

85. "Paradoxical Intention: A Logotherapeutic Technique" (paper read

before the American Association for the Advancement of Psychotherapy, New York, Feb. 26, 1960). *American Journal of Psychotherapy*, XIV (1960), 520-535.

86. "Dynamics, Existence and Values." *Journal of Existential Psychiatry*, II (1961), 5-16.

87. "Logotherapy and the Challenge of Suffering" (paper read before the American Conference on Existential Psychotherapy, New York, Feb. 27, 1960). *Review of Existential Psychology and Psychiatry*, I (1961), 3-7.

88. "Psychotherapy and Philosophy." *Philosophy Today*, V (1961), 59-64.

89. "Religion and Existential Psychotherapy." *Gordon Review*, VI (1961), 2-10.

90. "Basic Concepts of Logotherapy," *Journal of Existential Psychiatry*, III (1962), 111-118.

91. "Logotherapy and the Challenge of Suffering." *Pastoral Psychology*, XIII (1962), 25-28.

92. "Psychiatry and Man's Quest for Meaning." *Journal of Religion and Health*, I (1962), 93-103.

93. "The Will to Meaning." *Living Church*, CXLIV (June 24, 1962),

8—14.

94. "Angel as Much as Beast: Man Transcends Himself." *Unitarian Universalist Register-Leader*, CXLIV (Feb. 1963), 8—9.

95. "Existential Dynamics and Neurotic Escapism" (paper read before the Conference on Existential Psychiatry, Toronto, May 6, 1962), *Journal of Existential Psychiatry*, IV(1963), 37—42.

96. "Existential Escapism." Motive, XXIV (Jan.—Feb. 1964), 11—14.

97. "In Steady Search for Meaning." *Liberal Dimension*, II, No. 2 (1964), 3—8.

98. "The Will to Meaning" (paper read before the Conference on Phenomenology, Lexington, April 4, 1963), *Christian Century*, LXXI (April 22, 1964), 515—517.

99. "How a Sense of a Task in Life Can Help You Over the Bumps." *The National Observer*, July 12, 1964, 22.

100. "The Concept of Man in Logotherapy" (175th Anniversary Lecture, Georgetown University, Washington, D. C., February 27, 1964.) *Journal of Existentialism*, VI (1965), 53—58.

101. "Logotherapy—A New Psychology of Man." *The Gadfly*, Vol. 17, Issue 1 (Dec. 1965—Jan. 1966).

102. "Logotherapy and Existential Analysis: A Review" (paper

read before the Symposium on Logotherapy, 6th International Congress of Psychotherapy, London, August 26, 1964). *American Journal of Psychotherapy,* XX (1966), 252–260.

103. "Self-Transcendence As a Human Phenomenon." *Journal of Humanistic Psychology,* VI, No. 2 (Fall 1966), 97–106.

104. "Time and Responsibility." *Existential Psychiatry,* I (1966), 361–366.

105. "What Is Meant by Meaning?" *Journal of Existentialism,* VII, No. 25 (Fall 1966), 21–28.

106. "Logotherapy." *The Israel Annals of Psychiatry and Related Disciplines,* VII (1967), 142–155.

107. "Logotherapy and Existentialism." *Psychotherapy: Theory, Research and Practice,* IV. No. 3 (Aug. 1967). 138–142.

108. "What Is a Man?" *Life Association News,* LXII, No. 9 (Sep. 1967), 151–157.

109. "Experiences in a Concentration Camp." *Jewish Heritage,* XI (1968), 5–7.

110. "The Search for Meaning" (abstract from a series of lectures given at the Brandeis Institute in California). *Jewish Heritage,* XI (1968), 8–11.

111. "The Cosmos and the Mind. (How Far Can We Go?) A Dialogue with Geoffrey Frost." *Pace*, V, No. 8 (Aug. 1969), 34–39.

112. "Eternity Is the Here and Now." *Pace*, V, No. 4 (April 1969). 2.

113. "Youth in Search for Meaning" (Third Paul Dana Bartlett Memorial Lecture). *The Baker World (The Baker University Newsletter)*, I, No. 4 (Jan 1969), 2–5.

114. "Entering the Human Dimension." *Attitude*, I (1970), 2–6.

115. "Fore-Runner of Existential Psychiatry." *Journal of Individual Psychology*, XXVI (1970), 12.

116. "Determinism and Humanism." *Humanitas (Journal of the Institute of Man)*, VII (1971), 23–36.

117. "Existential Escapism." *Omega*, Vol. 2, No. 4 (Nov. 1971), 307–311.

118. "The Feeling of Meaninglessness: A Challenge to Psychotherapy." *The American Journal of Psychoanalysis*, XXXII, No.1 (1972), 85–89.

119. "Man in Search of Meaning." *Widening Horizons* (Rock-ford College), Vol. 8, No. 5 (Aug. 1972).

120. "Encounter: The Concept and Its Vulgarization." *The Journal of the American Academy of Psychoanalysis*, I, No. 1 (1973), 73–83.

121. "The Depersonalization of Sex." *Synthesis (The Realization of the Self)*, I (Spring 1974), 7–11.

122. "Paradoxical Intention and Dereflection." *Psychotherapy: Theory, Research and Practice*, XII, No. 3 (Fall 1975), 226–237.

123. "A Psychiatrist Looks at Love." *Uniquest* (The First Unitarian Church of Berkeley), No. 5 (1976), 6–9.

124. "Some Thoughts on the Painful Wisdom." *Uniquest* (The First Unitarian Church of Berkeley), No. 6 (1976), 3.

125. "Survival—for What?" *Uniquest* (The First Unitarian Church of Berkeley), No. 6 (1976), 38.

126. "Logotherapy." *The International Forum for Logotherapy*, Vol. 1, No. 1 (Winter 1978–Spring 1979), 22–23.

127. "Endogenous Depression and Noögenic Neurosis (Case Histories and Comments)." *The International Forum for Logotherapy*, Vol. 2, No. 2 (Summer–Fall 1979), 38–40.

128. GARFIELD, CHARLES A., "A Psychometric and Clinical Investigation of Frankl's Concept of Existential Vacuum and of Anomie." *Psychiatry*, XXXVI (1973), 396–408.

129. GERZ, HANS O., "The Treatment of the Phobic and the Obsessive-Compulsive Patient Using Paradoxical Intention sec. Viktor E. Frankl." *Journal of Neuropsychiatry*, III, No. 6 (July.–Aug. 1962), 375–387.

130. "Experience with the Logotherapeutic Technique of Paradoxical

Intention in the Treatment of Phobic and Obsessive-Compulsive Patients" (paper read at the Symposium of Logotherapy at the 6th International Congress of Psychotherapy, London, England, August 1964). *American Journal of Psychiatry*, CXXIII, No. 5 (Nov. 1966), 548–553.

131. "Reply," *American Journal of Psychiatry*, CXXIII, No. 10 (Apr. 1967), 1306.

132. GILL, AJAIPAL SINGH, "An Appraisal of Viktor E. Frankl's Theory of Logotherapy as a Philosophical Base for Education." Dissertation, The American University, 1970.

133. GLEASON, JOHN J., "Lucy and Logotherapy: A Context, a Concept, and a Case." *Voices: The Art and Science of Psychotherapy*, Vol. 7 (1971), 57–62.

134. GREEN, HERMAN H., "The 'Existential Vacuum' and the Pastoral Care of Elderly Widows in a Nursing Home." Master's thesis, Southern Baptist Theological Seminary, Louisville, Kentucky, 1970.

135. GROLLMAN, EARL A., "Viktor E. Frankl: A Bridge Between Psychiatry and Religion." *Conservative Judaism*, XIX, No. 1 (Fall 1964), 19–23.

136. "The Logotherapy of Viktor E. Frankl." *Judaism*, XIV (1965), 22–38.

137. GROSSMAN, NATHAN, "The Rabbi and the Doctor of the Soul." *Jewish Spectator*, XXXIV, No. 1 (Jan. 1969), 8–12.

138. GULDBRANDSEN, FRANCIS ALOYSIUS, "Some of the Pedagogical Implications in the Theoretical Work of Viktor Frankl in Existential Psychology: A Study in the Philosophic Foundations of Education." Doctoral dissertation, Michigan State University, 1972.

139. HALL, MARY HARRINGTON, "A Conversation with Viktor Frankl of Vienna." *Psychology Today*, I, No. 9 (Feb. 1968), 56–63.

140. HARRINGTON, DONALD SZANTHO, "The View from the Existential Vacuum," *Academy Reporter*, IX, No. 9 (Dec. 1964), 1–4.

141. HAVENS, LESTON L., "Paradoxical Intention." *Psychiatry & Social Science Review*, II (1968), 16–19.

142. HAWORTH, D. SWAN, "Viktor Frankl." *Judaism*, XIV (1965), 351–352.

143. HENDERSON, J. T., "The Will to Meaning of Viktor Frankl as a Meaningful Factor of Personality." Master's thesis, The University of Maryland, 1970.

144. HOLMES, R. M., "Meaning and Responsibility: A Comparative Analysis of the Concept of the Responsible Self in Search of Meaning in the Thought of Viktor Frankl and H. Richard Niebuhr with Certain

Implications for the Church's Ministry to the University." Doctoral dissertation, Pacific School of Religion, Berkeley, California, 1965.

145. "Alcoholics Anonymous as Group Logotherapy." *Pastoral Psychology*, XXI (1970), 30–36.

146. HUMBERGER, FRANK E., "Practical Logotherapeutic Techniques." *Uniquest* (The First Unitarian Church of Berkeley), No. 7 (1977), 24–25.

147. "Logotherapy in Outplacement Counseling." *The International Forum for Logotherapy*, Vol. 1, No. 3 (Spring 1980), 50–53.

148. HYMAN, WILLIAM, "Practical Aspects of Logotherapy in Neurosurgery." *Existential Psychiatry*, VII (1969), 99–101.

149. JOHNSON, PAUL E., "Logotherapy: A Corrective for Determinism." *Christian Advocate*, V (Nov. 23, 1961), 12–13.

150. "Meet Doctor Frankl." *Adult Student*, XXIV (Oct. 1964), 8–10.

151. "The Meaning of Logotherapy." *Adult Student*, XXVI, No. 8 (Apr. 1967), 4–5.

152. "The Challenge of Logotherapy." *Journal of Religion and Health*, VII (1968), 122–130.

153. JONES, ELBERT WHALEY, "Nietzsche and Existential Analysis." Dissertation in the Department of Philosophy submitted to the

faculty of the Graduate School of Arts and Sciences in partial fulfillment of the requirements for the degree of Master of Arts, New York University, 1967.

154. KACZANOWSKI, GODFRYD, "Frankl's Logotherapy." *American Journal of Psychiatry*, CXVII (1960), 563.

155. "Logotherapy—A New Psychotherapeutic Tool." *Psychosomatics*, Vol. 8 (May–Jun. 1967), 158–161.

156. KELZER, KENNETH, FRANCES VAUGHAN, and RICHARD GORRINGE, "Viktor Frankl: A Precursor for Transpersonal Psychotherapy." *The International Forum for Logotherapy*, Vol. 1, No. 3 (Spring 1980), 32–35.

157. KLAPPER, NAOMI, "On Being Human: A Comparative Study of Abraham J. Heschel and Viktor Frankl." Doctoral dissertation, Jewish Theological Seminary of America, New York, 1973.

158. KLITZKE, LOUIS L., "Students in Emerging Africa: Humanistic Psychology and Logotherapy in Tanzania," *Journal of Humanistic Psychology*, IX (1969), 105–126.

159. KOSUKEGAWA, TSUGIO, "A Comparative Study of the Differences Between Christian Existence and Secular Existence, and of Their Existential Frustration." *Japanese Journal of Educational and Social*

Psychology, VII, No. 2 (1968), 195–208.

160. LAMONTAGNE, IVES, "Treatment of Erythrophobia by Paradoxical Intention." *The Journal of Nervous and Mental Disease*, Vol. 166, No. 4 (1978), 304–306.

161. LAPINSOHN, LEONARD I., "Relationship of the Logotherapeutic Concepts of Anticipatory Anxiety and Paradoxical Intention to the Neurophysiological Theory of Induction." *Behavioral Neuropsychiatry*, III, No. 304 (1971), 12–14 and 24.

162. LESLIE, ROBERT C., "Viktor Frankl and C. G. Jung." *Shiggaion*, Vol. X, No. 2 (Dec. 1961).

163. "Viktor E. Frankl's New Concept of Man." *Motive*, XXII (1962), 16–19.

164. LEVINSON, JAY IRWIN, "An Investigation of Existential Vacuum in Grief via Widowhood." Dissertation, United States International University, San Diego, California, 1979.

165. "A Combination of Paradoxical Intention and Dereflection." *The International Forum for Logotherapy*, Vol. 2, No. 2 (Summer–Fall 1979), 40–41.

166. LUKAS, ELISABETH S., "The Four Steps of Logotherapy." *Uniquest* (The First Unitarian Church of Berkeley), No. 7 (1977), 24–25.

167. "The 'Ideal' Logotherapist—Three Contradictions." *The International Forum for Logotherapy*, Vol. 2, No. 2 (Summer−Fall 1979), 3−7.

168. MARRER, ROBERT F., "Existential-Phenomenological Foundations in Logotherapy Applicable to Counseling." Dissertation, Ohio University, 1972.

169. MASLOW, A. H., "Comments on Dr. Frankl's Paper." *Journal of Humanistic Psychology*, VI (1966), 107−112.

170. "Meaning in Life." *Time* (Feb. 2, 1968), 38−40.

171. MEIER, AUGUSTINE, "Frankl's 'Will to Meaning' as Measured by the Purpose-in-Life Test in Relation to Age and Sex Differences." Dissertation presented to The University of Ottawa, 1973.

172. "Frankl's 'Will to Meaning' as Measured by the Purpose-in-Life Test in Relation to Age and Sex Differences." *Journal of Clinical Psychology*, XXX (1974), 384−386.

173. MUILENBERG, DON T., "Meaning in Life: Its Significance in Psychotherapy." A dissertation presented to the faculty of the Graduate School, University of Missouri, 1968.

174. MÜLLER-HEGEMANN, D., "Methodological Approaches in Psychotherapy: Current Concepts in East Germany." *American Journal of*

Psychotherapy, XVII (1963), 554–568.

175. MURPHY, LEONARD, "Extent of Purpose-in-Life and Four Frankl-Proposed Life Objectives." Doctoral dissertation in Department of Psychology, The University of Ottawa, 1967.

176. MURPHY, MARIBETH L., "Viktor Frankl: The New Phenomenology of Meaning." *The U.S.I.U. Doctoral Society Journal*, III, No. 2 (Jun. 1970), 1–10, and IV, No. 1 (Winter 1970–1971), 45–46.

177. NEWTON, JOSEPH R., "Therapeutic Paradoxes, Paradoxical Intentions, and Negative Practice." *American Journal of Psychotherapy*, XXII (1968), 68–81.

178. NOONAN, J. ROBERT, "A Note on an Eastern Counterpart of Frankl's Paradoxical Intention." *Psychologia*, XII (1969), 147–149.

179. OFFUTT, BERCH R., HANDALL, "Logotherapy, Actualization Therapy or Contextual Self-Realization?" Dissertation, United States International University, 1975.

180. O'CONNELL, WALTER E., "Viktor Frankl, the Adlerian?" *Psychiatric Spectator*, Vol. VI, No. 11 (1970), 13–14.

181. "Frankl, Adler, and Spirituality." *Journal of Religion and Health*, XI (1972), 134–138.

182. "Originator of Logotherapy Discusses Its Basic Premises"

(interview). *Roche Report: Frontiers of Clinical Psychiatry*, Vol. 5, No. 1 (Jan. 1, 1968), 5–6.

183. PALMA, ROBERT J., "Viktor E. Frankl: Multilevel Analyses and Complementarity." *Journal of Religion and Health*, XV (1976), 12–25.

184. PAREJA-HERRERA, GUILLERMO, "Logotherapy and Social Change." *The International Forum for Logotherapy*, Vol. 1, No. 3 (Spring 1980), 38–39.

185. PETRAROJA, SERGIO D., "The Concept of Freedom in Viktor Frankl." *Catholic Psychological Record*, Vol. 4 (Fall 1966).

186. PERVIN, LAWRENCE A., "Existentialism, Psychology, and Psychotherapy." *American Psychologist*, XV (1960), 305–309.

187. POLAK, PAUL, "Frankl's Existential Analysis." *American Journal of Psychotherapy*, III (1949), 517–522.

188. "The Anthropological Foundations of Logotherapy." *The International Forum for Logotherapy*, Vol. 1, No. 3 (Spring 1980), 46–48.

189. POPIELSKI, KAZIMIERZ, "Karol Wojtyla and Logotherapy." *The International Forum for Logotherapy*, Vol. 1, No. 3 (Spring 1980), 36–37.

190. QUIRK, JOHN M., "A Practical Outline of An Eight-Week

Logogroup." *The International Forum for Logotherapy*, Vol. 2, No. 2 (Summer–Fall 1979), 15–22.

191. RASKIN, DAVID E., and ZANVEL E. KLEIN, "Losing a Symptom Through Keeping It: A Review of Paradoxical Treatment Techniques and Rationale." *Archives of General Psychiatry*, Vol. 33, No. 5 (May 1976), 548–555.

192. RASKOB, HEDWIG, "Logotherapy and Religion." *The International Forum for Logotherapy*, Vol. 1, No. 3 (Spring 1980), 8–12.

193. RELINGER, HELMUT, PHILIP H. BORNSTEIN, and DAN M. MUNGAS, "Treatment of Insomnia by Paradoxical Intention: A Time-Series Analysis." *Behavior Therapy*, Vol. 9 (1978), 955–959.

194. RICHMOND, BERT O., ROBERT L. MASON and VIRGINIA SMITH, "Existential Frustration and Anomie." *Journal of Women's Deans and Counselors* (Spring 1969).

195. ROBERTS, HELEN C., "Logotherapy's Contribution to Youth." *The International Forum for Logotherapy*, Vol. 1, No. 3 (Spring 1980), 19–21.

196. ROSE, HERBERT H., "Viktor Frankl on Conscience and God." *The Jewish Spectator* (Fall 1976), 49–50.

197. ROWLAND, STANLEY J., JR., "Viktor Frankl and the Will to

Meaning." *Christian Century*, LXXIX (June 6, 1962), 722–724.

198. RUCKER, W. RAY, "Frankl's Contributions to the Graduate Program at the USIU." *The International Forum for Logotherapy*, Vol. 1, No. 3 (Spring 1980), 12.

199. RUGGIERO, VINCENT R., "Concentration Camps Were His Laboratory." *The Sign*, XLVII (Dec. 1967), 13–15.

200. SAHAKIAN, WILLIAM S., and BARBARA JACQUELYN SAHAKIAN, "Logotherapy As a Personality Theory." *The Israel Annals of Psychiatry and Related Disciplines*, X (1972), 230–244.

201. SARGENT, GEORGE ANDREW, "Job Satisfaction. Job Involvement and Purpose in Life: A Study of Work and Frankl's Will to Meaning." Thesis presented to the faculty of the United States International University in partial fulfillment of the requirements for the degree Master of Arts, 1971.

202. "Motivation and Meaning: Frankl's Logotherapy in the Work Situation." Dissertation, United States International University, San Diego, 1973.

203. SCHACHTER, STANLEY J., "Bettelheim and Frankl: Contradicting Views of the Holocaust." *Reconstructionist*, XXVI, No. 20 (Feb. 10, 1961), 6–11.

204. SHEA, JOHN J., "On the Place of Religion in the Thought of

Viktor Frankl." *Journal of Psychology and Theology*, III, No. 3 (Summer 1975), 179–186.

205. SIMMS, GEORGE R., "Logotherapy in Medical Practice." *The International Forum for Logotherapy*, Vol. 2, No. 2 (Summer–Fall 1979), 12–14.

206. SOLYOM, L., J. GARZA-PEREZ, B. L. LEDWIDGE and C. SOL-YOM, "Paradoxical Intention in the Treatment of Obsessive Thoughts: A Pilot Study." *Comprehensive Psychiatry*, Vol. 13, No. 3 (May 1972), 291–297.

207. STROPKO, ANDREW JOHN, "Logoanalysis and Guided Imagery as Group Treatments for Existential Vacuum." Dissertation, Texas Tech University, 1975.

208. TURNER, R. H., "Comment on Dr. Frankl's Paper." *Journal of Existential Psychiatry*, I (1960), 21–23.

209. TURNER, RALPH M., and L. MICHAEL ASCHER, "Controlled Comparison of Progressive Relaxation, Stimulus Control, and Paradoxical Intention Therapies for Insomnia." *Journal of Consulting and Clinical Psychology*, Vol. 47, No. 3 (1979), 500–508.

210. VanKAAM, ADRIAN, "Foundation Formation and the Will to Meaning." *The International Forum for Logotherapy*, Vol. 1, No. 3 (Spring

1980), 57–59.

211. VICTOR, RALPH G., and CAROLYN M. KRUG, "Paradoxical Intention in the Treatment of Compulsive Gambling." *American Journal of Psychotherapy*, XXI, No. 4 (Oct. 1967), 808–814.

212. "Viktor Frankl." *The Colby Alumnus*, LI (Spring 1962), 5.

213. WAUGH, ROBERT J. L., "Paradoxical Intention." *American Journal of Psychiatry*, Vol. 123, No. 10 (Apr. 1967), 1305–1306.

214. WEISS, M. DAVID, "Frankl's Approach to the Mentally Ill." *Association of Mental Hospital Chaplains' Newsletter* (Fall 1962), 39–42.

215. WEISSKOPF-JOELSON, EDITH, "Some Comments on a Viennese School of Psychiatry." *Journal of Abnormal and Social Psychology*, LI (1955), 701–703.

216. "Logotherapy and Existential Analysis." *Acta Psychotherapeutica*, VI (1958), 193–204.

217. "Paranoia and the Will-to-Meaning." *Existential Psychiatry*, I (1966), 316–320.

218. "Some Suggestions Concerning the Concept of Awareness." *Psychotherapy: Theory, Research and Practice*, VIII (1971), 2–7.

219. "Logotherapy: Science or Faith?" *Psychotherapy: Theory, Research and Practice*, XII (1975), 238–240.

220. "The Place of Logotherapy in the World Today." *The International Forum for Logotherapy*, Vol. 1, No. 3 (Spring 1980), 3–7.

221. WILSON, ROBERT A., "Logotherapy: An Educational Approach for the Classroom Teacher." Laurence University, 1979.

222. WIRTH, ARTHUR G., "Logotherapy and Education in a Post-Petroleum Society." *The International Forum for Logotherapy*, Vol. 1, No. 3 (Spring 1980), 29–32.

223. YEATES, J. W., "The Educational Implications of the Logotherapy of Viktor E. Frankl." Doctoral dissertation, University of Mississippi, 1968.

（四）影像和录音

1. FRANKL, VIKTOR E., "Logotherapy," a film produced by the Department of Psychiatry, Neurology, and Behavioral Sciences, University of Oklahoma Medical School.

2. "Frankl and the Search for Meaning," a film produced by Psychological Films, 110 North Wheeler Street, Orange, CA 92669.

3. "Some Clinical Aspects of Logotherapy. Paper read before the Anderson County Medical Society in South Carolina," "Man in Search of Meaning. Address given to the Annual Meeting of the Anderson County Mental Health Association in South Carolina," and "Man's Search for

Ultimate Meaning. Lecture given at the Peachtree Road Methodist Church in Atlanta, Georgia," videotapes cleared for television upon request from WGTV, the University of Georgia, Athens, GA 30601.

4. "Meaning and Purpose in Human Experience," a videotape produced by Rockland Community College. Rental or purchase through the Director of Library Services, 145 College Road, Suffern NY 10901.

5. "Education and the Search for Meaning. An Interview by Professor William Blair Gould of Bradley University," a videotape produced by Bradley University Television. Available by request from Bradley University, Peoria, IL 61606 ($25 handling charges for usage).

6. "Youth in Search for Meaning. The Third Paul Dana Bartlett Memorial Lecture," a videotape produced by KNBU and cleared for television upon request from President James Edward Doty, Baker University, Baldwin City, KA 66006.

7. "Clinical Aspects of Logotherapy," a videotaped lecture. Replay available by arrangement with Medical Illustration Services. Veterans Administration Hospital, 3801 Miranda Avenue, Palo Alto, CA 94304.

8. "Logotherapy," a videotaped lecture. Available for rental or purchase from Educational Television, University of California School of Medicine, Department of Psychiatry, Langley Porter Neuropsychiatric

Institute, 3rd Avenue and Parnassus Avenue, San Francisco, CA 94112.

9. "Logotherapy Workshop," a videotaped lecture. Available for rental or purchase from Middle Tennessee State University, Learning Resource Center, Murfreesboro, TN 37130.

10. "The Rehumanization of Psychotherapy. A Workshop Sponsored by the Division of Psychotherapy of the American Psychological Association," a videotape. Address inquiries to Division of Psychotherapy, American Psychological Association, 1200 Seventeenth Street, N. W., Washington, DC 20036.

11. "Youth in Search of Meaning," a videotape produced by the Youth Corps and Metro Cable Television. Contact: Youth Corps, 56 Bond Street, Toronto, Ontario M5B 1X2, Canada. Rental fee $10.00.

12. "Man in Search of Meaning," a film interview with Jim Corey of CFTO Television in Toronto. Contact: Youth Corps, 56 Bond Street, Toronto, Ontario M5B 1X2, Canada.

13. "Human Freedom and Meaning in Life" and "Self-Transcendence—Therapeutic Agent in Sexual Neurosis," videotapes. Copies of the tapes can be ordered for a service fee. Address inquiries to the Manager, Learning Resource Distribution Center, United States International University, San Diego, CA 92131.

14. Two 5-hour lectures, part of the course *Human Behavior 616*, "Man in Search of Meaning," during the winter quarter, 1976. Copies of the videotapes can be ordered for a service fee. Address inquiries to the Manager, Learning Resource Distribution Center, United States International University, San Diego, CA 92131.

15. A videotaped convocation. Address inquiries to President Stephen Walsh, St. Edward's University, Austin, TX 78704.

16. A videotaped lecture given at Monash University, Melbourne, Australia, on March 6, 1976. Inquiries should be addressed to Royal Australian College of General Practitioners, Family Medicine Programme, Audio Visual Department, 70 Jolimont Street, Jolimont 3002, Melbourne, Australia.

17. "The Unheard Cry for Meaning," a videotape produced by the Youth Corps and Metropolitan Separate School Board of Toronto. Contact: Youth Corps, 56 Bond Street, Toronto, Ontario M5B 1X2, Canada, Rental fee $10.00.

18. Interview with Dr. Viktor E. Frankl by Dr. Paul W. Ngui, President, Singapore Association for Mental Health; 16 mm. film. Inquiries should be addressed to Controller, Central Production Unit, Television Singapore, Singapore, 10.

19. "Three Lectures on Logotherapy," given at the Brandeis Institute, Brandeis, CA 93064. Long-playing records.

20. "Man in Search of Meaning: Two Dialogues," "Self-Transcendence: The Motivational Theory of Logotherapy," "What Is Meant by Meaning?" and "Logotherapy and Existentialism," audiotapes produced by Jeffrey Norton Publishers, Inc., 145 East 49th Street, New York, NY 10017.

21. "The Student's Search for Meaning," an audiotape produced by WGTV, the University of Georgia, Athens, GA 30601.

22. "The Existential Vacuum" ("Existential Frustration As a Challenge to Psychiatry," "Logotherapy As a Concept of Man," "Logotherapy As a Philosophy of Life"), tapes produced by Argus Communications, 7440 Natchez Avenue, Niles, IL 60648. $18.00.

23. "The Existential Vacuum: A Challenge to Psychiatry. Address given at The Unitarian Church, San Francisco, California, October 13, 1969," a tape produced by Big Sur Recordings, 2015 Bridgeway, Sausalito, CA 94965.

24. "Meaninglessness: Today's Dilemma," an audiotape produced by Creative Resources, 4800 West Waco Drive, Waco, TX 76703.

25. "Logotherapy Workshop," an audiotape produced by Middle Tennessee State University, Learning Resource Center, Murfreesboro, Tennessee 37130.

26. "Man's Search for Meaning. An Introduction to Logotherapy." Recording for the Blind, Inc., 215 East 58th Street, New York, NY 10022.

27. "Youth in Search of Meaning." Word Cassette Library (WCL 0205), 4800 West Waco Drive, Waco, TX 76703 ($5.95).

28. Lecture given at Monash University, Melbourne, Australia, on March 6, 1976. An audiocassette available from Spectrum Publications, 127 Burnley Street, Richmond, Victoria 3121, Australia.

29. "Theory and Therapy of Neurosis: A Series of Lectures Delivered at the United States International University in San Diego, California." Eight 90-minute cassettes produced by Creative Resources, 4800 West Waco Drive, Waco TX 76703 ($79.95).

30. "Man in Search of Meaning: A Series of Lectures Delivered at the United States International University in San Diego, California." Fourteen 90-minute cassettes produced by Creative Resources, 4800 West Waco Drive, Waco, TX 76703 ($139.95).

31. "The Neurotization of Humanity and the Re-Humanization of Psychotherapy," two cassettes. Argus Communications, 7440 Natchez Avenue, Niles, IL 60648 ($14.00).

32. "Youth in Search of Meaning," an audiotape produced by the Youth Corps, 56 Bond Street, Toronto, Ontario M5B 1X2, Canada.

Available on reel-to-reel or cassette. $7.50.

33. "The Unheard Cry for Meaning," an audiocassette produced by the Youth Corps, 56 Bond Street, Toronto, Ontario M5B 1X2, Canada. $6.50.

34. "Therapy Through Meaning," Psychotherapy Tape Library (T 656), Psychotherapy and Social Science Review, 111 Eighth Ave., New York, NY 10011 ($15.00).

35. "The Defiant Power of the Human Spirit: A Message of Meaning in a Chaotic World." Address at the Berkeley Community Theater, November 2, 1979. A 90-minute cassette tape, available at the Institute of Logotherapy, One Lawson Road, Berkeley, CA 94707 ($6.00).

36. HUSTON SMITH, "Value Dimensions in Teaching," a color television film produced by Hollywood Animators, Inc., for the California Junior College Association. Rental or purchase through Dr. Rex Wignall, Director, Chaffey College, Alta Loma, CA 91701.

37. ROBIN W. GOODENOUGH, IVER HAND, OLIVER A. PHILLIPS and EDITH WEISSKOPF-JOELSON, "Logotherapy: Theory and Practice. A Symposium Sponsored by the Division of Psychotherapy of the American Psychological Association," an audiotape. Address inquiries to Division of Psychotherapy, American Psychological Association, 1200

Seventeenth Street, N. W., Washington, DC 20036.

38. GALE, RAYMOND F., JOSEPH FABRY, MARY ANN FINCH and ROBERT C. LESLIE, "A Conversation with Viktor E. Frankl on Occasion of the Inauguration of the 'Frankl Library and Memorabilia' at the Graduate Theological Union on February 12, 1977," a videotape. Copies may be obtained from Professor Robert C. Leslie, 1798 Scenic Avenue, Berkeley, CA 94709.

39. HALE, DR. WILLIAM H., "An Interview with Viktor E. Frankl. With an Introduction by Dr. Edith Weisskopf-Joelson, Professor of Psychology at the University of Georgia," a videotape cleared for television upon request from WGTV, the University of Georgia, Athens, GA 30601.

40. "The Humanistic Revolution: Pioneers in Perspective," interviews with leading humanistic psychologists: Abraham Maslow, Garner Murphy, Carl Rogers, Rollo May, Paul Tillich, Frederick Perls, Viktor Frankl and Alan Watts. Psychological Films, 1215 East Chapman Ave., Orange. CA 92666. Sale $250; rental $20.

41. MURRAY, DR. EDWARD L., and DR. ROLF VON ECKARTSBERG, A Discussion with Dr. Viktor E. Frankl on "Logotherapy: Theory and Applied" conducted by two members of the Duquesne University Graduate School of Psychology, filmed July 25, 1972. Available for rental,

fee $15. Mail request to Chairman, Department of Psychology, Duquesne University, Pittsburgh, PA 15219.

（五）盲文版书籍

1. FABRY, JOSEPH B., *The Pursuit of Meaning: Logotherapy Applied to Life*.

2. FRANKL, VIKTOR E., *Man's Search for Meaning: An Introduction to Logotherapy*.

3. *The Unheard Cry for Meaning: Psychotherapy and Humanism*.

注: 以上三部盲文版书籍被免费提供给伍德赛德·特勒斯·基瓦尼斯盲文项目。